Ulrike Pape

Niṣpanda: Entspannung im Yoga

vianova
Verlag Via Nova

Ulrike Pape

Niṣpanda:
Entspannung im Yoga

14 Übungsprogramme für
Ruhe und Gelassenheit

vianova
Verlag Via Nova

Wichtiger Hinweis:
Die in diesem Buch veröffentlichten Übungen wurden von der Verfasserin und vom Verlag sorgfältig erarbeitet und geprüft. Eine Garantie kann dennoch nicht übernommen werden. Eine Haftung der Verfasserin bzw. des Verlags für Personen-, Sach- und Vermögensschäden ist ausgeschlossen.

---

1. Auflage 2018

Verlag Via Nova, Alte Landstr. 12, 36100 Petersberg

Telefon: (06 61) 6 29 73

Fax: (06 61) 96 79 560

E-Mail: info@verlag-vianova.de

Internet: www.verlag-vianova.de

Umschlaggestaltung: Guter Punkt, München

Satz: Sebastian Carl, Amerang

Druck und Verarbeitung: Appel und Klinger, 96277 Schneckenlohe

ISBN 978-3-86616-434-5

„Einzig im tiefsten Zustand innerer Entspannung,
in völliger Hingabe durch Selbstdisziplin beginnt
wirklich die transzendente, transpersonale Erfahrung.
Dann WISSEN wir, was Glück ist."

DR. SWAMI GITANANDA GIRI

Inhalt

Einführung

Der Begriff *niṣpanda* kommt aus dem Sanskrit und bedeutet „Entspannung“. Die Entspannung am Ende der Yogastunde ist wesentlicher Bestandteil der Praxis und bietet uns die Möglichkeit, einfach mal nichts zu tun. Dabei passiert aber trotzdem sehr viel. Körper und Geist sind entspannt, das Bewusstsein ist wach und präsent. Hier eröffnet sich uns eine Welt der Erfahrung und des Erlebens, die weit über ein bloßes Ausruhen nach getaner Yogapraxis hinausgeht.

Wie finden wir dorthin? Nicht ohne Grund schrieb der weltbekannte Yogalehrer B. K. S. Iyengar in seinem Buch „Licht auf Yoga“ über Liegen auf dem Rücken in *śavāsana*: „Es ist viel schwieriger, die Gedanken als den Körper ruhig zu halten. Deshalb ist diese dem Anschein nach einfach zu meisternde Haltung eine der schwierigsten.“ Sicher hat das auch mit unserem Leben im Alltag zu tun, in dem wir angehalten sind, alles schnell, schnell zu machen, und selbst Pausen geplant werden müssen, weil wir sie uns sonst nicht nehmen. Hat unser Körper diesen Modus ständiger Aktivität und innerer Anspannung als Normalzustand verinnerlicht, fällt es uns schwer, uns Zeit zu lassen und tatsächlich einfach nichts zu tun. Ich habe in manchen Yogastunden zuweilen geradezu inflationär die Aufforderung „Lass los …“ gehört, was mir kaum weitergeholfen hat. Loslassen funktioniert nicht, indem man versucht, alle Anspannung auf Befehl fallen zu lassen, sondern es ist das Ergebnis einer Übung und wird uns mit der Yogapraxis geschenkt.

Wenige wissen: Es gibt vielfältige Techniken, die helfen, überhaupt in die Entspannung zu finden, wirklich loszulassen und das Nichtstun zu genießen.

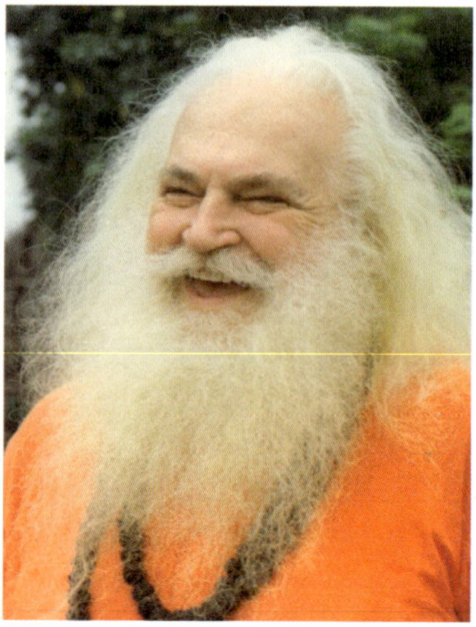

Dr. Swami Gitananda Giri

Um diese Entspannungstechniken geht es in meinem Buch. Neben der Grundform *śavāsana* bietet die Tradition von Yogamaharishi Dr. Swami Gitananda Giri (1907–1993) mehrere Dutzend Variationen der Entspannung an. Gitananda war auch Arzt und Wissenschaftler. Er gründete 1967 das Yogainstitut ICYER (International Centre for Yoga Education and Research) in Kottakuppam, Süd-Indien, das bis heute bereits Tausende Yogalehrer[1] ausgebildet hat.

Die Entspannungstechniken des *niṣpanda* habe ich während meiner vierjährigen Yogalehrerausbildung bei meinem Lehrer Ananda Leone an der Yogaakademie Berlin kennengelernt und möchte sie in diesem Handbuch weitergeben.

Je nach Ausrichtung – körperlich, geistig oder energetisch – haben die *niṣpandas* unterschiedliche Schwerpunkte und Wirkungen. Gemeinsam ist ihnen allen das Ziel: die Voraussetzungen dafür zu schaffen, dass das Pulsieren zwischen *spanda* (Spannung) und *niṣpanda* (Entspannung) uns von selbst bewegt und uns in einen Zustand versetzt, in dem wir weder aktiv festhalten noch loslassen müssen. Wir müssen in dem Moment gar nichts, wir wollen auch nichts, wir sind einfach. Entspannung geschieht. *Niṣpanda* bereitet uns somit auch auf die Meditation vor und bringt uns in Kontakt mit unserem Innersten. Es entsteht eine tiefe Ruhe bei einem wachen Geist – Yoga pur.

Mit diesem Buch möchte ich einen Einblick in diese Welt der Entspannung und ihre tiefliegenden Wirkungsweisen geben. Durch die Unterteilung in körperliche, geistige und energetische Ebenen zeigen sich die verschiedenen Ausrichtungen, die eine Entspannung haben kann. Dieses ganzheitliche Verständnis des Menschseins unterscheidet Yoga von anderen Entspannungs-

1 Aus Gründen der besseren Lesbarkeit wurde im folgenden Text auf die gesonderte Nennung der weiblichen Form verzichtet.

und Bewegungstechniken. Was jetzt noch hinzukommt, ist die Vielfalt der dargestellten Entspannungsmöglichkeiten im Yoga, speziell aus der Tradition von Swami Gitananda – eine große, sprudelnde Quelle der Inspiration, aus der wir schöpfen dürfen.

Neben einem Überblick über die verschiedenen Ebenen von Entspannung – körperlich, geistig, energetisch – geht es speziell um die Bedeutung der Entspannung in der Yogastunde. Je nach Charakter der Stunde und der vorangegangenen Praxis, ob körperlich kraftvoll oder eher ruhig und meditativ ausgerichtet, kann hierauf die Abschlussentspannung entsprechend abgestimmt und die Yogapraxis abgerundet werden.

Es werden 14 verschiedene *niṣpandas* konkret erlebbar und zugänglich gemacht. Dieses Handbuch richtet sich sowohl an Yogalehrende und -praktizierende als auch an alle, die an tiefer Entspannung interessiert sind. Es „erlaubt" uns, dem Bedürfnis nach Entspannung zu folgen, macht Mut zur Entspannung und gibt einen Einblick in einen bisher weitgehend unerschlossenen, aber so mannigfaltigen Bereich des Yoga: *niṣpanda.*

1.

Was heißt Entspannung?

Ich nehme an, du hast dir dieses Buch besorgt, weil du Entspannung suchst. Aber können wir überhaupt „entspannt" sein? Solange wir leben, sind wir nie völlig ent-spannt. Eine gewisse Grundspannung im Körper ist immer vorhanden und ist auch überlebensnotwendig für uns, selbst wenn wir meinen, ganz „entspannt" zu sein. So hält zum Beispiel unter anderem der Muskeltonus unser Skelett zusammen, und die Anspannung des Zwerchfells bewirkt unser Einatmen.

Gar nicht notwendig für unser Überleben ist dagegen die unnatürliche Spannung, wenn sich unsere Muskeln, Bänder und Sehnen unnötigerweise anspannen und verkrampfen.

Wandere einmal mit deiner Aufmerksamkeit durch den Körper und spüre, wo du gerade jetzt in diesem Moment etwas anspannst, was gar nicht angespannt sein müsste. Vielleicht deine Finger? Im Gesicht zwischen deinen Augen? Legst du unbemerkt deine Stirn in Falten? Ist deine Zunge an den Gaumen gepresst? Trägt ein Schulterblatt mehr Gewicht als das andere? Fühlen sich deine Hüften eng und fest an? Wo hältst du etwas fest, obwohl es gar nicht notwendig ist? Wo bist du so dicht, dass die Energie nicht frei fließen kann?

Immer wenn wir uns unnatürlich anspannen, wird das im Körper abgespeichert, etwa in bestimmten Bereichen des Gehirns, im Nervensystem und in den Körperzellen. Insofern ist die Spannung sowohl auf der körperlichen Ebene anzutreffen als auch auf der geistigen und energetischen. Sich einfach hinzulegen und die Augen zu schließen, reicht nicht aus, weil sich so allenfalls körperliche Verspannungen kurzzeitig abmildern lassen.

Genau genommen suchen wir also nicht die absolute Entspannung, sondern eine Mischung aus Kraft und Leichtigkeit, eine Art Wohlspannung. Dafür gibt es den Begriff „Eutonus", abgeleitet aus dem griechischen *eu* für „gut" und *tonus* für „Spannung". Dem recht ähnlich ist der „Eustress", der „gute" Stress im Gegensatz zum negativen „Disstress": Arbeiten wir mit viel Engagement auf etwas Positives hin, etwa auf ein großes Fest oder eine Beförderung, mag das eine Herausforderung sein, die so lange guttut, wie wir uns nicht überfordern. Wir leisten hochmotiviert sehr viel in dem Moment und empfinden Glücksmomente dabei – eine gesunde Mischung aus An- und Entspannung.

1.1 Die körperliche Ebene der Entspannung

Wie zeigt dir dein Körper ein Zuviel an Spannung? Wie merkst du das? Am Herzschlag etwa als Herzklopfen, Herzrasen oder Herzstiche? An der Atemfrequenz, wenn dein Atem stockt oder du nach Luft schnappst, weil dir die Luft zum Atmen fehlt? Merkst du es an der Verdauung, wenn dir etwas auf den Magen schlägt oder du Bauchschmerzen bekommst? Was machst du dann?

Körperfunktionen wie diese reguliert das vegetative Nervensystem, auch unwillkürliches oder autonomes Nervensystem genannt, mit seinen zwei sich ergänzenden Strängen: Der Leistungsnerv, Sympathikus genannt, wirkt aktivierend. Der Ruhenerv oder Parasympathikus bremst diese Aktivierung wieder und sorgt für Ruhe und Regeneration. Man kann es sich wie eine Wippbewegung vorstellen: Ist der Sympathikus hoch, ist der Parasympathikus niedrig und umgekehrt.

Bei Anspannung wird verstärkt der Sympathikus aktiviert, was zur Ausschüttung von Stresshormonen wie Cortisol, Adrenalin oder Noradrenalin führt. Diese setzen zwar die Energiereserven des Körpers frei und aktivieren das Herz-Kreislauf-System (Eustress), schaden aber auf Dauer dem Körper (Disstress). Wir bringen in dem Moment die erforderte Leistung, dauerhaft bauen wir aber am Körper ab – und damit an unseren Lebenskräften, die dafür hormonell unterdrückt werden. So hemmen die Stresshormone die Verdauungstätigkeit, was den Oberbauch fest werden lässt, sodass sich unser Hauptatemmuskel, das Zwerchfell, nicht mehr absenken kann und tiefes Atmen unmöglich wird.

Unser Körper spricht ständig mit uns – wir brauchen nur innezuhalten, zu lauschen, zuzuhören. Verspannungen, Zähneknirschen, Verdauungsprobleme, Auffälligkeiten an der Haut, Schlaflosigkeit oder Gereiztheit sind einige seiner Boten, die uns darauf aufmerksam machen sollen, dass es ihm etwas zu viel wird. Dieses Zuviel lässt sich kaum messen, es ist von Mensch zu Mensch, von Körper zu Körper unterschiedlich. Ist der Sympathikus dauerhaft überaktiv, entstehen psychosomatische Beschwerden wie Spannungskopfschmerzen, erhöhter Blutdruck, Kreislaufstörungen, Rückenschmerzen, chronische Müdigkeit, Depression oder Burn-out.

Ist dagegen der Tonus des Parasympathikus erhöht, wirkt sich das in vielerlei Hinsicht positiv aus, zum Beispiel für den Stoffwechsel, die Regeneration und den Aufbau körpereigener Reserven. Die Verdauungsdrüsen und die Darmmuskulatur sind dann verstärkt tätig, sodass die Verdauung angeregt wird. Der Blutdruck stabilisiert sich. Unsere Atemfrequenz wie auch unser Herzschlag werden langsamer, ruhiger und stabiler. Die Abwehrkräfte werden aktiviert und Heilungsprozesse gefördert. Wir schlafen tiefer und begegnen dem Leben mit einer positiven, wohlwollenden Haltung uns selbst und unserer Umgebung gegenüber.

Damit unsere Organe optimal funktionieren können, brauchen wir ein ausgewogenes Zusammenspiel von Sympathikus und Parasympathikus. Wir können in stressigen Zeiten nur dann auf Kraftreserven zurückgreifen, wenn wir sie in Regenerationsphasen aufgebaut haben. Gleichzeitig müssen wir die Energiepotenziale abbauen, die in stressigen Situationen bereitgestellt werden. Hier unterstützt uns Yoga, denn wir können Sympathikus und Parasympathikus willentlich beeinflussen, auch wenn das Zusammenspiel von beiden unbewusst abläuft. Dabei helfen neben Entspannungstechniken insbesondere *āsanas* und *prāṇāyāma* (siehe Glossar).

In den Körperstellungen des Yoga, den *āsanas*, lernen wir, uns (wieder) zu spüren – unseren Körper, unseren Atem, unsere Gedanken und Gefühle. So merken wir überhaupt erst, dass wir angespannt sind oder es eben noch waren und wie sich das anfühlt, wenn wir entspannt sind, das heißt: gelöst und frei, warm und lebendig, unbeschwert und erfüllt. Wir brauchen die Körperarbeit, um einen Vorher-Nachher-Vergleich ziehen und erspüren zu können, wie es ohne Spannung ist, und um dann wirklich entspannen zu können.

Nicht zuletzt wird in den *āsanas* Anspannung erzeugt. Diese arbeitet der Spannung entgegen, die sich zuvor etwa durch unterbewusste Ängste und Sorgen in den Muskeln aufgebaut hat. So lässt sich körperliche Spannung beispielsweise durch Drehungen lindern und abbauen. Stand- und Krafthaltungen eignen sich, um Erdung, Stabilität und Kontakt zum Boden körperlich erfahrbar zu machen, was für die spätere Entspannung wichtig ist. Wir können uns bereits hier für das (spätere) Nichtstun öffnen, indem wir uns darin üben, in der Aktivität auch passiv zu sein und in der Konzentration zu entspannen.

Du bist aber einfach schlapp und erschöpft? Auch auf Müdigkeit ist die passende Antwort oftmals nicht Schlaf, sondern Bewegung. Die Spannung des Körpers löst sich vor allem durch körperliche Ertüchtigung, weil wir meist leichter Zugang zu uns selbst über den Körper finden und die Arbeit mit ihm unmittelbar und direkt Wirkung zeigt. Nach einem Schock oder Streit kann es sehr heilsam sein, den Druck, die Spannung, die Frustration abzulassen, indem wir körperlich werden, ob durch schnelles Laufen um den Häuserblock, lautes rhythmisches Tönen oder energisches Aufstampfen.

Was wir oft unterschätzen oder uns gar nicht bewusst ist: Die unnötige Spannung in der Muskulatur – vor allem im Bauch, Brustkorb und Rücken – wirkt sich hemmend auf den Atem aus. Die Beweglichkeit der für die Atmung zuständigen Muskulatur ist dann eingeschränkt. Atem und Gefühl sind eng miteinander verbunden. Dass unser Atem Ausdruck von unterschiedlichen seelischen Zuständen ist, spiegelt allein schon unsere Alltagssprache: Wenn wir in Stress- oder in Schockzuständen erstarren und uns die Luft wegbleibt, sind wir hinterher froh, endlich wieder aufatmen oder frei durchatmen zu können. Ein langgezogener, tiefer, bewusster Atemzug kann uns wieder mit uns selbst verbinden und unser seelisches Befinden verändern – vielleicht gerade jetzt, in diesem Moment.

Beim Yoga kommen wir in Kontakt mit unserem Atem und lernen, ihn zu beobachten und zu steuern. Verlängern wir beispielsweise den Ausatem, aktivieren wir den beruhigenden Parasympathikus. Auch hilft uns der Atem, die Stellen zu lokalisieren, die fest und weniger durchlässig, sprich voller Spannung sind. Wo im Körper keine Atemtätigkeit zu sehen und zu spüren ist, sitzt meist Spannung. Dorthin können wir bewusst unseren Atem schicken.

Insgesamt stabilisiert *prāṇāyāma* das vegetative Nervensystem in seinem Gleichgewicht. Durch die Atemregulierung wird unsere Ein- und Ausatmung allmählich länger *(dīrgha)*, feiner *(sūkṣma)* und tiefer. Dadurch nehmen wir mehr Sauerstoff auf, was unseren Stoffwechsel anregt und zur Zellregeneration beiträgt. Die Atemregulierung des *prāṇāyāma* wirkt sich somit positiv auf unsere Gesundheit und unser Wohlbefinden aus und schenkt uns Präsenz, Konzentration, Ruhe und Klarheit. Entspannungs- und Atemtechniken mit Betonung auf den längeren Ausatem wie *ālāpa bhastrikā*, die Ventil-Atmungsentspannung (siehe Seite 60ff.), können bereits beim Üben der *āsanas* eingeführt werden, um beispielsweise in Vorbeugen das Dehnen auf körperlicher Ebene – und damit insgesamt das Loslassen – zu erleichtern.

1.2 Die geistige Ebene der Entspannung

Unser Gehirn hat im Laufe der Evolution gelernt, blitzschnell auf Gefahren zu reagieren, daher haben wir eine erhöhte Aufmerksamkeit für das Negative. Früher war das vielleicht noch hilfreich, damit wir bei Bedrohungen, die in der Natur auftauchten, auf alles gefasst waren. Heute sind es hingegen oft unnötige Sorgen, Druck, den wir uns selbst machen, und ein permanentes Kopfkino, vergleichbar mit der unnötigen Anspannung bestimmter Körperteile (siehe das vorherige Kapitel über die körperliche Ebene der Entspannung).

Wir denken oder sagen dann Sätze wie: „Das schaffe ich sowieso nicht!" (die selbsterfüllende Prophezeiung), „Es könnte etwas passieren" (Es kann immer irgendetwas passieren!), „Ich muss …" (oder „Ich will …"?). Welche Glaubenssätze oder festgefahrenen Überzeugungen kennst du von dir? Es sind Muster, die wieder und wieder dein Leben in bestimmte Bahnen lenken – deine Einbahnstraßen. Dabei gibt es noch viele andere Bahnen, die du gehen kannst. Wie wäre es, deine negativen Glaubenssätze einmal umzudrehen und positiv zu formulieren?

Am besten kommen wir ins Tun und wagen den ersten Schritt, etwas ganz anders als gewohnt zu machen. Zum Beispiel kannst du Folgendes ausprobieren, wenn du in Kontakt mit anderen trittst: Sieh das Kind im Gegenüber. Empfinde das Leben als einen Prozess, in dem wir immer wieder dazulernen können, egal, wie alt wir sind. Lass dich überraschen, begeistern. Vertraue. Pfeife auf unsere Multitasking- und „Immer-alles-jetzt"-Gesellschaft und erledige bewusst nur eine Aufgabe langsam und achtsam. Übe dich im Warten, halte das Warten aus und spüre, wie die Vorfreude in dir wächst. Stress entsteht fast immer dann, wenn du nicht bei dir und deinem Gegenüber bist, etwa deinem Kind oder Partner, sondern „außer dir bist", nämlich bei „man" oder bei „den anderen".

Und was hat das mit Yoga zu tun? Sehr viel! Denn die Yogapraxis will uns genau dabei unterstützen, den Kopf „frei zu kriegen" und in diese heilsame Zeit mit uns selbst einzutauchen – Zeit, in der wir Raum haben, uns wahrzunehmen in unserem Körper, in unserem Denken und Fühlen, Zeit, die uns dann auch durch den Alltag hindurch trägt, indem wir immer wieder üben, den Geist positiv auszurichten für das Leben außerhalb der Matte.

Um unseren Geist zu entspannen, hilft *svādhyāya*, das Studium des Selbst, im Sinne der kritischen und gleichzeitig wohlwollenden Selbstbeobachtung. Es bedeutet, sich selbst zu spüren und kennenzulernen. Dies kann in der Einkehr und Stille geschehen, aber auch in Beziehung mit einem Gegenüber, das uns spiegelt, wo wir uns selbst im Wege stehen.

Das Selbststudium kann erst einmal unbequem werden: Um zu unseren inneren Tiefen vorzudringen, sind wir gezwungen, unsere Komfortzone zu verlassen. Beim Beobachten und Innehalten werden sich unweigerlich unangenehme Fragen aufdrängen oder Seiten in uns zeigen, die wir gar nicht sehen wollen, die wir verdrängt oder missachtet haben. Dabei kommen wir doch eigentlich zum Yoga, um zu entspannen. Aber wie bereits bei der körperlichen Entspannung brauchen wir erst die Anspannung, um vollends entspannen zu können.

Beim Yoga hilft uns der Körper dabei, Spannungen zu spüren, etwa durch Herzklopfen oder Kurzatmigkeit. Solche Spannungen können wir im Laufe der Praxis loslassen, um so einen Raum entstehen zu lassen, der uns einlädt weiterzugehen – in unsere Tiefen. Das geschieht in der Entspannung oder auch danach in der Meditation. Hier lässt sich ein Innenleben entdecken, das uns ermuntert hinzuschauen: Was will mir die Unruhe zeigen? Was steckt hinter den Spannungen? Meist klopfen Gefühle an, die keineswegs entspannt werden möchten, sondern die entladen, herausgelassen und ausgetobt werden wollen. Das alles in eine Yogastunde zu packen, ist zu viel des Guten. Aber womöglich wird durch Yoga ein Keim gesetzt, eine Ahnung geweckt, dass hier etwas schlummert, was heraus will, und dann ist der nächste Schritt zur Körpertherapie nicht groß. Beide – Yoga und Therapie – ergänzen sich.

So kann dies vermeintlich Negative zu etwas Wertvollem für uns werden. Schritt für Schritt lernen wir, innezuhalten und zu beobachten, was in schwierigen Situationen unser Denken, Fühlen und Handeln in uns bewirkt, und versuchen, uns positiv auszurichten, indem wir eine andere Brille aufsetzen und unsere Haltung ändern: Wir können unseren Geist systematisch schulen und allmählich einen entspannten Geisteszustand in uns etablieren.

Exkurs: Wie unser Gehirn uns zu einer entspannten Geisteshaltung verhelfen kann

Über seine weitverzweigten Nervenbahnen verbindet der Parasympathikus Körper und Geist, genauer gesagt, unsere inneren Organe mit dem limbischen System. Das limbische System im Gehirn gilt als der Sitz des Unbewussten sowie unserer Gefühle und Erinnerungen, die wiederum im bewusstseinsfähigen Stirnhirn eingeordnet, bewertet und reguliert werden.

Gelingt es uns, die Impulse aus dem limbischen System positiv zu bewerten, erhöht sich der Tonus des Parasympathikus. Diese wohlwollende mentale Ausrichtung ist aufgrund besagter negativer Verzerrung nicht so leicht: Die evolutionsbedingt erhöhte Aufmerksamkeit des Gehirns auf das Negative lässt uns eher auf Probleme fokussieren. Dabei verbrauchen sorgenvolle Gedanken viel Energie, überlasten uns und lassen uns rasch ermüden. Geistige Erschöpfung führt meist auch zu körperlicher Erschöpfung. Da ist es kein Wunder, dass es uns nach einem langen Tag im Büro meist schwerfällt, uns noch einmal aufzuraffen, in Bewegung zu kommen und zum Beispiel Sport zu treiben. Meist haben wir dann viele Ausreden parat, die uns von dem guten Vorsatz wieder abbringen.

Üben wir uns aber in wohlwollender Selbstbeobachtung, erreichen wir, dass das Stirnhirn, der Ort unseres Einfühlungsvermögens in uns selbst und in andere, hemmende Impulse in Richtung des aufgeregten limbischen Systems losschickt, sodass sich dieses beruhigen kann. Einen solchen entspannten Geisteszustand können wir kontinuierlich in uns etablieren, weil das Gehirn dank seiner sogenannten Neuroplastizität fähig ist, sich immer wieder neu zu gestalten und aus sich heraus zu reproduzieren. Das Gehirn verfügt über etwa 100 Milliarden Nervenzellen (Neuronen), die sich je nach Umweltbedingungen, körperlichen Veränderungen und Erfahrungen anpassen, indem sie neue neuronale Verknüpfungen eingehen.

Wiederholen sich bestimmte Erfahrungen kontinuierlich, verstärken sich die Verbindungen zwischen den beteiligten Neuronen und bewirken strukturelle Veränderungen im Gehirn. Das heißt: Unser Gehirn ist in der Lage, durch Erfahrung zu lernen. Dank der Wiederholung können wir unseren Geist trotz der ursprünglich übermäßigen Fixierung auf Negatives positiv ausrichten. Praktizieren wir beispielsweise regelmäßig Yoga, kann der Prozess der Entspannung bereits einsetzen, wenn wir den Yogaraum betreten, die Yogamatte sehen oder die Klangschale hören.

Konkret für die Yogastunde bedeutet das, dass wir die geistige Entspannung anregen durch ein tiefes Beobachten aller Zustände des Körpers, des Atems und insbesondere des Geistes. Dies tun wir möglichst wohlwollend, denn es gilt, angenehme Erfahrungen bewusst wahrzunehmen und im Gehirn und Körper zu verankern.

Eine gute Übung dafür ist die Wahrnehmungsreise durch den Körper gleich zu Beginn der Yogastunde, vergleichbar mit der Entspannungstechnik *marmāstanam kriyā* auf geistiger Ebene (siehe Seite 76ff.). Während im *niṣpanda* der Fokus auf dem Entspannen des jeweiligen Körperteils liegt, wird hier am Anfang der Stunde die Aufmerksamkeit auf das Beobachten gelegt – einfach nur spüren und in Kontakt treten. Wir üben uns im Sein – ohne zu bewerten oder etwas zu erwarten oder verändern zu wollen: Wir wandern mit unserer Aufmerksamkeit von den Füßen durch den ganzen Körper hoch bis zum Kopf und schlüpfen zum Schluss unter die Haut, wo wir dem Atem begegnen als Spiegel unserer Seelenlebens. Wir stimmen uns ein in den Yogamodus, nehmen Kontakt mit uns selbst auf, so wie wir jetzt hier sind. Wir lauschen unserem Körper in seiner Ganzheit und dem, was er zu erzählen hat, gewinnen Erkenntnisse über uns und lernen alles, was in uns ist, wertzuschätzen. Wir üben uns darin, dass helle wie dunkle Seiten zu uns gehören. Legen wir unsere Hände in *śparsa mudrā* ab – das heißt, die rechte Hand liegt auf dem Bauch, die linke Hand auf dem Herzraum – kommen wir noch intensiver in Kontakt mit unserem Atem und unseren Gefühlen. Wir berühren uns auf allen Ebenen des Seins.

Als weitere Form der Auseinandersetzung mit uns selbst bieten sich auch Partnerübungen an, die uns durch das Gegenüber etwas über uns selbst erfahren lassen. Neben der ausführlich geschilderten Partnerübung *disconnected body* (siehe Seite 67ff.) gibt es dafür noch viele weitere, wie zum Beispiel das Baden in einem selbstgewählten Bedürfnis, etwa in „Ruhe" oder „Leichtigkeit". Benennen wir gegenüber dem Partner, wie wir uns erleben, wenn dieses Bedürfnis erfüllt ist, richten wir unseren Geist auf diesen wohligen Zustand aus.

Die Selbstwahrnehmung lässt sich in der Praxis der *āsanas* fortführen. Wir beobachten uns in der Stellung, aber auch beim Nachspüren. Was macht diese Stellung mit mir? Wie fühlt es sich an, so zu stehen? Fragen, die uns in Kontakt treten lassen mit unserer inneren Stimme. Vor allem Gleichgewichtsstellungen zentrieren den Geist. Dabei unterstützt uns der Kontakt zum dritten Auge, dem *ājñā cakra* (siehe nächstes Kapitel 1.3 zur energetischen Entspannung). Wir verbinden uns etwa beim Vokalisieren des *mantra* (siehe Glossar) OM mit ihm oder wenn wir in der Haltung des Kindes ein- und ausatmen, wobei die Stirn entweder auf dem Boden aufliegt, auf einem Klotz mit Kissen oder auf übereinander gelegten Handrücken. Das Kind ist eine entspannende Haltung, die während der Praxis jederzeit eingenommen werden kann, um einen Ausgleich zu schaffen, um weicher zu werden und den Blick nach innen zu richten. Haltungen wie diese schaffen Erfahrungsräume, die helfen, uns selbst nahe zu kommen.

OM ist das heiligste *mantra*, der Urklang, die gemeinsame Schwingung, die uns alle miteinander verbindet. Generell sind *mantras* ein geeignetes Mittel für die Einstimmung in die geistige Entspannung. *Mantra* bedeutet „magischer Klang" oder auch „Werkzeug des Geistes", abgeleitet von *manas* (Denken) und *tram* (helfende, schützende Kraft). Durch das Rezitieren und den Rhythmus von *mantras* entstehen Schwingungen, die uns berühren und spontan eine tiefe Verbindung zu uns selbst und damit auch zur göttlichen Kraft in uns schenken können.

Mantras wirken auf allen Ebenen: Körperlich wird beim Chanten die Atmung tiefer, Körper und Gehirn bekommen mehr Sauerstoff, das Herz-Kreislauf-System wird aktiviert. Das Singen und Chanten aktiviert unseren Ruhenerv, den Parasympathikus, was den Blutdruck senkt, die Verdauung aktiviert und uns Entspannung schenkt.

Emotional werden das Selbstwertgefühl und das Selbstvertrauen und in der Gruppe das Gefühl der Verbundenheit gestärkt, indem ein Gefühl der Einheit unter den Anwesenden geschaffen wird. Die Schwingungen von *mantras* zentrieren und beruhigen den Geist.

Energetisch wird der innere und äußere Raum mit Klang erfüllt. Die Klangvibrationen unterstützen den freien Energiefluss in den allerfeinsten *nāḍīs* (Energiekanälen), was wiederum das körperliche, emotionale und geistige Wohlbefinden insgesamt stärkt. Nach dem Chanten werden wir still und lassen alles nachschwingen, indem wir einfach nur lauschen und spüren.

1.3 Die energetische Ebene der Entspannung

Sind Körper und Geist entspannt, geht es auf der energetischen Ebene der Entspannung darum, Körper, Geist und Seele in Einklang zu bringen. Wie finden wir Zugang zu dieser Einheit? Wie lässt sich das erleben? Um die energetische Ebene zu veranschaulichen, hilft das Konzept der *pañca kośas* (*pañca*=fünf; *kośa*=Körper, Hüllen, Gefäße, Bewusstseinsträger), das zurückgeht bis in die Schriften der Upaniṣaden (siehe Glossar), die etwa 500 v. Chr. entstanden sind. Danach setzt sich der Körper nicht nur aus Haut, Knochen, Organen und so weiter zusammen, sondern hat auch ein feinstoffliches „Gegenstück", das aus Energie besteht. Dieser feinstoffliche Körper verschafft uns Zugang zur Spiritualität, zum Göttlichen in uns. Auf der Suche nach dem wahren Wesen des Menschen waren die alten Yogis überzeugt, dass das menschliche Bewusstsein in der Lage ist, diesen letzten feinstofflichen Ursprung des eigenen Selbst sowie des gesamten Daseins zu erkennen und zu erfahren. Auf ihrer Reise zum Innersten durchschritten sie in der Meditation die unterschiedlichen Ebenen des menschlichen Bewusstseins. Sie gelangten von der gröbsten Ebene, von unserem physischen Körper, zu immer feineren Schichten, bis hin zum reinen Bewusstsein. Aus dieser Erfahrung entstand das Konzept der *pañca kośas*, der fünf Hüllen, die die verschiedenen Daseinsformen des Menschen symbolisieren. Sie umhüllen von innen nach außen die menschliche Seele, vom grobstofflichen Zellkörper, den wir sehen und anfassen können *(annamaya kośa),* über den Licht- oder Gefühlskörper *(prāṇamaya kośa)*, den Gedankenkörper mit den mentalen Vorgängen *(manomaya kośa)* über den Körper des Bewusstseins, der Intuition und Erkenntnis *(vijñānamaya kośa)* bis zum Körper, der ganz im Inneren alle anderen zusammenhält, ewig, unveränderlich und immer da *(ānandamaya kośa).* Die *pañca kośas* werden in der Tiefenentspannung in Verbindung miteinander gebracht und harmonisiert.

Niṣpanda berührt wie Meditation hauptsächlich den Körper der Intuition *(vijñānamaya kośa)*, weil sich durch beide unser Bewusstsein erweitern lässt. Im Grunde gibt uns *niṣpanda* aber die Möglichkeit, uns durch alle *kośas* zu

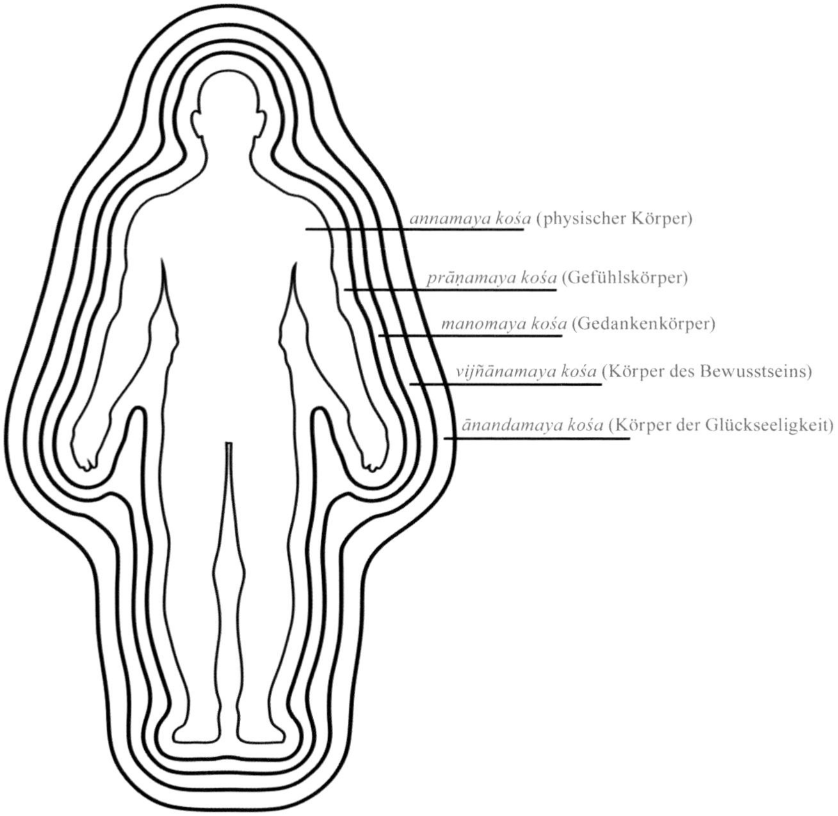

Die Lehre der pañca kośas geht von verschiedenen Hüllen um den Körper aus.

bewegen und sie alle wahrzunehmen und zu „ernähren", mit Ausnahme von *ānandamaya kośa*, der nicht „ernährt" werden kann.

Entspannen wir uns in niṣpanda, geschieht der Übergang vom physischen Körper *(annamaya kośa)* zum Lichtkörper *(prāṇamaya kośa)* noch auf der grobstofflichen Ebene. Das Bewusstsein ist hier noch nach außen gerichtet. Beim Gleiten in den Gedankenkörper *(manomaya kośa)* erhalten wir Zugang zum Reich unserer Träume, Visionen und Gedanken. Hier wächst die Selbsterkenntnis: Denk- und Lebensgewohnheiten sind bereit für Veränderung. Gleiten wir noch tiefer in den Körper der Intuition *(vijñānamaya kośa)*, werden wir empfänglicher für Wahrnehmungen einer höheren Qualität. Gelingt es uns in *ānandamaya kośa* zu fallen, kommen alle mentalen Schwankungen und Modifikationen zum Stillstand – Stille.

Die Harmonisierung der verschiedenen Körperhüllen bringt auch die *cakras* in Balance. *Cakras* sind Energiezentren auf der Ebene des feinstofflichen *prāṇamaya kośa* (siehe Glossar).

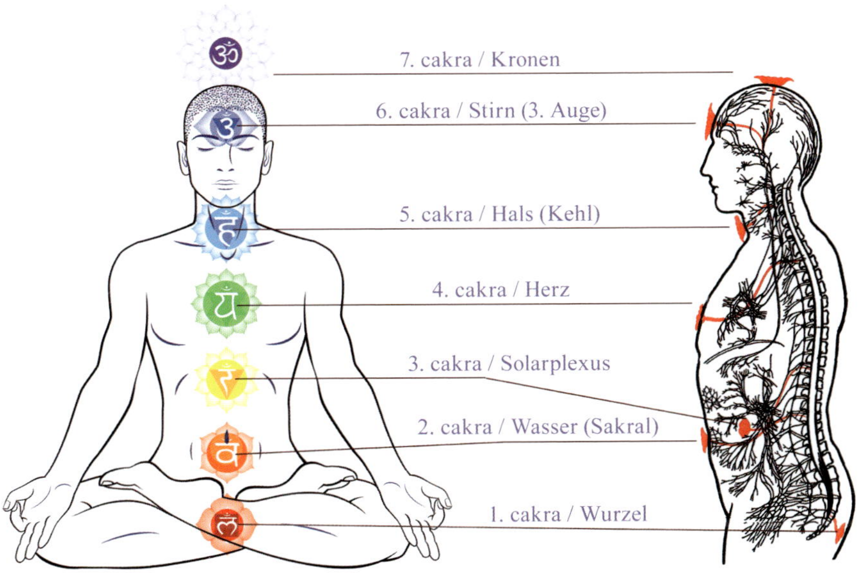

Die sieben cakras berühren verschiedene körperliche und seelische Bereiche des Menschen.

Unsere sieben Haupt-*cakras* befinden sich entlang unserer Wirbelsäule auf dem Hauptenergiekanal *suṣumnā nāḍī*, dem zentralen Nervenkanal im Rückenmark. Hier fließt prāṇa, unsere Lebensenergie, entlang. Die sieben *cakras* stehen jeweils für eine bestimmte Energie und für die damit verbundenen Lebensthemen des Menschen. Das Konzept der *cakras* gibt uns im Yoga die Möglichkeit, an unseren Lebensthemen gezielt zu arbeiten und neue Einsichten zu erlangen, damit wir die *prāṇa*-Energie vollständig fließen lassen und nutzen können.

Niṣpanda bringt insbesondere das Stirnzentrum *ājñā cakra* in Balance. Dieses *cakra* wird auch „drittes Auge“ genannt. Als Sitz der Intuition gewährt es einen direkten Zugang zu den höheren Bewusstseinsstufen. *Ājñā* steht in Sanskrit für „endloses Wissen“ oder auch „reines Wahrnehmen“. Das dritte Auge schaut nach innen. Unsere Augen zeigen uns die Welt, die existiert. Unser drittes Auge zeigt uns, wie diese Welt für uns ist und wie wir sie wahrnehmen. Das *ājñā cakra* ist das Zentrum der Weisheit. Es lässt uns die Dinge so erkennen, wie sie wirklich sind, ohne sie schöner oder schlechter machen zu wollen. Wenn wir lernen zu verstehen, dass sich alles ständig verändert und weiterentwickelt und es daher Vollkommenheit nicht gibt, weder bei uns noch bei anderen, können wir uns auch leichter entspannen.

Exkurs: Mit den Alphawellen zwischen Wachen und Schlafen in die tiefe Entspannung

In der Neurologie misst man Entspannung durch die Untersuchung von Gehirnwellen, die Ausdruck dafür sind, dass das menschliche Gehirn in einem andauernden Zustand elektrischer Aktivität ist. Spannungsschwankungen werden an der Kopfoberfläche aufgezeichnet. Diese Schwankungen lassen sich anhand eines Elektroenzephalogramms (EEG) abbilden.

Die Rhythmen der Beta-, Theta- und Delta-Wellen stehen für die drei Bewusstseinsebenen wachbewusst (Wachzustand, 13–20 Hertz), unterbewusst (Dämmerzustand, leichte Schlafphase, 4–7 Hz) und unbewusst (traumloser Tiefschlaf, 0–4 Hz).[2]

Relevant für tiefes Entspannen sind die Alphawellen (8–12 Hz), die sich im sogenannten hypnagogischen Zustand erhöhen. Gemeint ist damit der entspannte Bewusstseinszustand zwischen Wachen und Schlafen, der beispielsweise kurz vor dem Einschlafen und direkt nach dem Aufwachen zu erleben ist. In diesen wenigen Sekunden lockern sich die Muskeln, Haltungsverspannungen lösen sich. Es ist

2 Vgl. Swami Satyānanda Sarasvatī, Yoga Nidra, S. 179

der Zustand entspannter Wachheit, bei geschlossenen Augen und mit nach innen gerichteter Aufmerksamkeit.

Die meisten Menschen gleiten beim Einschlafen „vom Betazustand sofort in den Deltazustand hinein, ohne vorher die Alphaphase mit der Möglichkeit der völligen Entspannung zu durchlaufen. Das erklärt, warum so viele Menschen am Morgen müde und zerknirscht aufwachen. Auch während des Schlafs kann tiefe Entspannung nur dann entstehen, wenn sich die Alphawellen verstärken", beschreibt Swami Satyānanda Sarasvatī die Wirkung des hypnagogischen Zustands in seinem Buch über *yoga nidrā*, den Schlaf des Yogi.[3] Genau diese Übergangsphase zwischen Wachen und Tiefschlaf soll bei den *niṣpandas*, wie etwa bei der Entspannungsübung *yoga nidrā*, ausgedehnt werden.

Der Alphazustand ist demzufolge nicht nur sehr viel wirkungsvoller und wohltuender als normaler Schlaf, sondern er eröffnet auch eine höhere Bewusstseinsebene. Wir erhalten Zugang zu ungeahnten Fähigkeiten und erkennen, wer wir sind. So lässt sich der vierte yogische Bewusstseinszustand *(turīya)* erfahren, der über dem individuellen Bewusstsein liegt und uns mit unserer wahren Natur verbindet.

Turīya wird bereits in den Upaniṣaden erwähnt (siehe Glossar) – nach Wachen, Träumen, Schlafen als der vierte Bereich von *ātman*, der ewigen, unvergänglichen Seele, dem spirituellen Selbst. Auch im Grundlagenwerk des *haṭha yoga*, der Haṭhayogapradīpikā (siehe Glossar), wird der überbewusste Zustand von *turīya* erwähnt und hier gleichgesetzt mit *samādhi*, der vollkommenen Verschmelzung, der Einheitserfahrung, der Erleuchtung oder schlichtweg dem stillen Geist.

3 Ebd., S. 181

2.
Die Bedeutung von niṣpanda in der Yogastunde

Wie ist *niṣpanda* in der Yoga-Tradition einzuordnen? Wo kommt es her? Und welche Stellung hat *niṣpanda* in der Yogastunde an sich?

Schauen wir uns erst einmal die etymologische Bedeutung an: Das Wort *niṣpanda* kommt aus dem Sanskrit, abgeleitet von *spanda*=Spannung und *ni*=ohne. Der Zustand „ohne Spannung", die Entspannung, bedeutet, auf allen Ebenen – körperlich, geistig, energetisch – zu entspannen und zur Ruhe zu kommen. Dank dieser Abwesenheit von unnötiger Spannung sind wir in einem Zustand, in dem wir ohne eigenes Zutun in die Entspannung bewegt werden, also ohne zu lenken, festzuhalten oder loszulassen. Hervorgegangen ist der Begriff der Legende nach aus der Zeit, bevor *śakti* als die weibliche Urkraft des Universums die Materie erschaffen hatte (siehe Kapitel 3.1). Diese Ruhe vor dem Sturm der molekularen Anziehungskraft wurde *niṣpanda* genannt. Eine Rückkehr zu diesem Vor-Sturm-Zustand, um die ursprüngliche Einheit wiederherzustellen, soll in *niṣpanda* erreicht werden.

2.1 Der achtgliedrige Yogaweg und wie niṣpanda ursprünglich gedeutet wurde

Philosophische Grundlage von *niṣpanda* ist der achtgliedrige Yogaweg des indischen Gelehrten Patañjali. Diesen sogenannten *āṣṭhaṅga yoga* hat Patañjali in seinen Yogasutrās (PYS abgekürzt, siehe Glossar) vor mehr als 2.000 Jahren beschrieben. Patañjalis Yogasūtras bilden den Grundlagentext des Yogas, auf den sich die verschiedensten Yogatraditionen bis heute beziehen.

Der Begriff *āṣṭhaṅga* meint die acht Glieder, aus denen sich der Yogapfad zusammensetzt. Die Bezeichnung *āṣṭhaṅga yoga* ist aber bitte nicht zu verwechseln mit dem modernen Aṣtanga-Yoga nach Krishna Pattabhi Jois (1915–2009), bei dem die *āsanas* in einer festgelegten Reihenfolge zu üben sind.

Patañjali beginnt den Yogaweg mit fünf *yamas* und fünf *niyamas*. Als erstes Glied des Yogapfads beziehen sie sich auf das Verhalten uns selbst und anderen gegenüber. *Yama* bezieht sich auf unsere Beziehung mit anderen, *niyama* betrifft unsere Beziehung mit uns selbst. Beide sind nicht als Ge- oder Verbote zu verstehen, sondern als Übungen fürs Leben – so wie Yoga insgesamt ein Übungsweg fürs Leben ist. Beispiel dafür ist *svādhyāya*, das Selbststudium (siehe Kapitel 1.2 zur geistigen Entspannung).

Darauf folgt als zweites Glied des Yogawegs, *āsana*, die Körperstellung. Auch wenn ursprünglich nur der Sitz in Meditationshaltung damit gemeint war, lassen sich seine Qualitäten übertragen auf sämtliche *āsanas* der Moderne. Gemeinsam haben sie alle, dass wir uns mittels der *āsana*-Praxis um den Körper kümmern, um ihn gut loslassen zu können. Ist der Körper gesund, also weder steif noch blockiert, stört er uns nicht beim längeren Sitzen in der Meditation.

Sind wir im *āsana* gefestigt, geht es weiter mit *prāṇāyāma*, der Atemregulierung: Mit *prāṇāyāma* lenken wir den Atem und damit auch unsere Lebensenergie, auf Sanskrit *prāṇa*. Ziel ist, mit dem Atem auf den Geist einzuwirken, dass wir ihn zur Ruhe bringen.

Das fünfte der acht Glieder entspricht unserem *niṣpanda*: Dieses Glied heißt *pratyāhāra*, der Rückzug der Sinne (PYS II.54). Wie ziehen uns also an einen Ort der Ruhe zurück und kehren die Sinne, und damit unsere Wahrnehmung, von außen nach innen, um sie dann wieder für die Welt zu öffnen – mit dem Unterschied, dass wir dabei ruhig und klar werden. Unsere Sinne arbeiten dann zwar, verwirren uns aber nicht mehr und ziehen uns auch nicht mehr aus dem Hier und Jetzt weg. Wir sind nicht mehr so getrieben, uns an Angenehmes zu binden oder vor Unangenehmem zurückzuschrecken.

Pratyāhāra ebnet uns den Weg zu den drei letzten Gliedern des Yoga: *dhāraṇa, dhyāna* und *samādhi*, die fließend ineinander übergehen. *Dhāraṇa* bezeichnet die Konzentration, die Kontemplation und *dhyāna* die Meditation, die Versenkung, die Auflösung.

Die letzte Stufe, *samādhi,* ist die Erleuchtung an sich oder wie auch immer wir diesen Zustand des stillen Geistes benennen wollen. Damit ist allerdings nicht das Ziel am Ende des Yogaweges erreicht. Ziel des *āṣṭhaṅga yoga* ist *kaivalya*, die Befreiung: Gelingt uns die Integration des Yoga in den Alltag, kommen wir in einen Zustand, in dem wir frei von dem sind, was uns im Denken und Handeln behindert und einengt. In dieser Freiheit sind wir ganz in Kontakt mit uns und unserem Wesenskern.

Der Yoga meiner Tradition nach Swami Gitananda basiert auf Patañjalis *āṣṭhaṅga yoga*, setzt den Schwerpunkt aber mehr auf den Ablauf der Yogastunde an sich. Daher hat Gitananda die Bezeichnung *āṣṭhaṅga sādhana* gewählt, was so viel heißt wie „die achtgliedrige spirituelle Praxis". Der Ablauf der *āṣṭhaṅga sādhana* unterteilt sich demnach in acht Glieder wie folgt:

1. *Mudrā* (was Freude macht, Geste, Siegel, Stempel, siehe Glossar) – Ankommen: sanfter Einstieg, um auf der Matte anzukommen, den Alltag hinter sich zu lassen, den Körper und Atem wahrzunehmen. Erste kleine Bewegungsabläufe mobilisieren den Körper für die Yogapraxis.
2. *Puja* (Opfergabe, inneres Ritual) – Einstiegsmeditation: Einstimmung ins Thema der Stunde – zum Beispiel „Loslassen" oder „im Hier und Jetzt sein" – und Möglichkeit, den Geist auf dieses Thema zu fokussieren.
3. *Mantra* (Vibration, magischer Klang) – gemeinsames Tönen von OM: Die Schwingungen von *mantras* (siehe Glossar) zentrieren und beruhigen den Geist und schaffen bei den Anwesenden ein Gefühl der Einheit.
4. *Kriyā* (Aktion, Bewegung) – Koordination von Bewegung und Atmung: In fließenden Bewegungsabläufen verbinden wir Atem und Bewegung miteinander, um uns aufzuwärmen und die Gelenke zu mobilisieren.
5. *Āsana* (Stellung, Sitz) – Körperstellung: Wir üben Haltungen wie „Berg" oder „Baum", die uns Stabilität und Kraft schenken, Beweglichkeit verleihen und die Energiebahnen öffnen, sodass die Energie im ganzen Körper frei fließen kann. Ein bestimmtes *āsana* hat immer einen besonderen Fokus in der Stunde – wir bereiten es vor und gehen danach in ausglei-

chende Stellungen. Jede äußere Haltung spiegelt immer auch die innere Haltung und kann aber ebenso Einfluss nehmen auf das Innere und beim Regulieren helfen.

6. *Prāṇāyāma* (Regulierung der Atmung und Lebenskraft, siehe Glossar) – der Atem als Verbindung zwischen Körper und innerem Selbst: Hier vertiefen wir unseren Atem mithilfe verschiedener Techniken. Wird der Atem ruhiger, wird auch der Geist ruhiger.
7. *Niṣpanda* (Entspannung) – Körper und Geist kommen im Liegen zur Ruhe – bei wachem Bewusstsein, also ohne dabei einzuschlafen. So können die vorangegangenen Übungen ihre Wirkung entfalten.
8. *Saṃyama* (innere Sammlung) – Abschlussmeditation: Konzentrations- und Meditationstechniken führen uns in die Stille, bevor wir unsere Aufmerksamkeit wieder nach außen lenken.

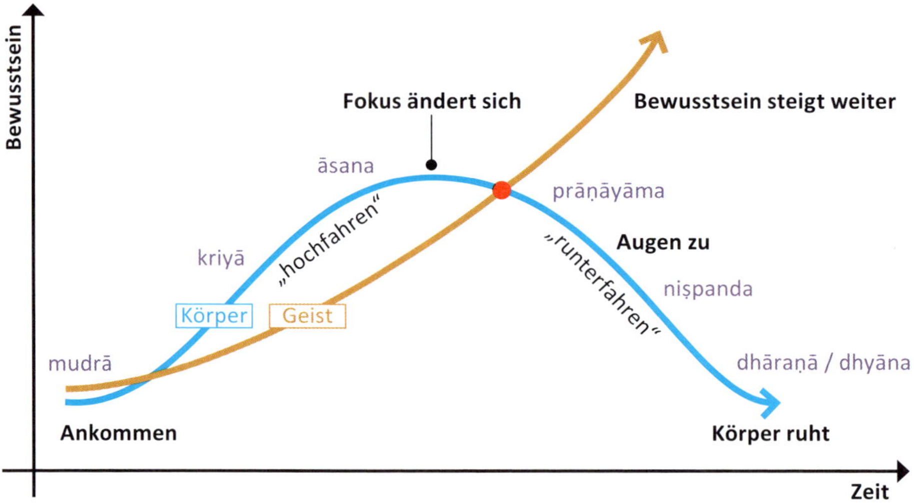

In der āṣṭhaṅga sādhana kommt der Körper mit niṣpanda zur Ruhe, während das Bewusstsein zunimmt.

In der *āṣṭhaṅga sādhana* steht also *niṣpanda* an siebter Stelle, nach der Atemregulierung *prāṇāyāma* und vor dem achten und letzten Teil *saṃyama*, der inneren Sammlung. In *niṣpanda* sind idealerweise Körper und Geist so entspannt und gleichzeitig das Bewusstsein so präsent, dass wir den Rückzug nach innen antreten können. Die Entspannung gibt an diesem Punkt der Stunde die Möglichkeit, alle Informationen und Erfahrungen der Yogalektion zu verarbeiten und zu integrieren. Hier ernten wir die Früchte unserer Praxis: die Energie, die wir zuvor in der Praxis aufgebaut haben, die Achtsamkeit, die wir trainiert haben, das Ruhen in einem entspannten Körper, der gleichzeitig wach ist. Die gesamte Wirkung der vorangegangenen Praxis entfaltet sich jetzt.

Das heißt: Allein an seinem philosophischen Hintergrund und seiner Positionierung in der Yogastunde zeigt sich, dass *niṣpanda* als Vorbereitung für die Meditation dient. Auf der physischen Ebene gibt es nichts mehr zu tun – jetzt beginnt die innere Arbeit.

2.2 Liegen wie ein Leichnam – offen fürs Leben

Für *niṣpanda* begeben wir uns in die Rückenlage. Als fester Bestandteil jeder Yogastunde ist dieses Liegen auf dem Rücken ein *āsana*, eine Körperstellung – so wie Berg *(tadāsana)* oder Schmetterling *(baddhakonāsana)* oder viele andere *āsanas*. Manche nennen dieses *āsana* „friedliche Pose", auf Sanskrit *śāntiāsana* (*śānti* bedeutet „Frieden"). In den meisten Traditionen heißt es „Leichenstellung", *śavāsana* oder *mritāsana* genannt – *śava* und *mrita* sind Sanskritwörter für „Leiche". So bringt es zum Beispiel das Grundlagenwerk des *haṭha yoga*, die Haṭhayogapradīpikā (siehe Glossar), auf den Punkt: „Liegt man gleich einem Leichnam ausgestreckt auf dem Boden, so wird dies *śavāsana* genannt. *Śavāsana* vertreibt Müdigkeit und lässt den Geist ausruhen."

Das mag zunächst makaber klingen, aber in der Tat üben wir beim Yoga – speziell in *śavāsana* in der Rückenlage – bereits zu Lebzeiten das Sterben, ein bewusstes Sterben im Sinne eines Loslassens der Dinge. Und wir fangen beim Körper an: Auf dem Rücken liegend entspannen wir uns in den Boden hinein und lassen jeden Teil unseres Körpers vollkommen los, alles körperliche Halten lassen wir gehen. Die Schwerkraft hilft uns dabei.

Auf mentaler Ebene vergegenwärtigen wir uns die Vergänglichkeit und üben uns darin, nicht nur den Körper loszulassen, sondern auch alles, woran unser Geist oder unser Gefühl oder beides festhält: alle Anstrengung, alle Identifikation und Anhaftung, alles Belastende, alles Gemachte, Künstliche und alle Selbstbezogenheit, alles Überflüssige, alle Leistungen und Errungenschaften, allen Besitz bis hin zu unserer Geschichte und unseren Plänen. Wir lassen das los, woran wir hängen. Woran hängst du?

Hier tut sich auch eine Verbindung mit dem *kleśa abhiniveśa* auf. Als Wurzelursache des Leidens nennt der Gelehrte Patañjali fünf *kleśas*, fünf Hindernisse. Gemeint sind damit fünf leidvolle Zustände des Seins, weil sie uns an der Oberfläche festhalten und davon abhalten, zu unserem Wesenskern vorzudringen und unsere wahre Natur zu erfahren (PYS II.3).

Der *kleśa abhiniveśa* ist einer davon. *Abhiniveśa* steht für die Anhaftung am Leben und damit für die Angst vor dem Tod. Es ist eine Urangst, die sehr subtil in uns allen vorhanden ist und sich auf alles in unserem Leben bezieht, was sterben, weggehen oder gelöscht werden könnte, ob nun die Beziehung, das Bankkonto oder wir selbst. Die Angst vor dem Tod nährt somit andere Ängste, etwa Verlustangst, Angst vor der Leere oder vor Veränderung. Hier schwingt auch die Angst vor dem Leben an sich mit: Wenn wir etwas aus dem Weg gehen oder beenden, gerade wenn dieses Etwas für uns vermeintlich kritisch oder unbequem wird, verpassen wir im Grunde das Leben.

Die Hindernisse, die *kleśas*, sind vergleichbar mit Unkraut in unserer Seele. Wenn wir nichts tun, wuchern sie, aber wenn wir sie beschneiden und pflegen, halten wir unseren Seelengarten rein. Dafür empfiehlt Patañjali die drei *niyamas* als Grundhaltungen für unseren Yogaweg:

- *tapas*: eine regelmäßige Praxis, die von Enthusiasmus geprägt ist
- *svādhyāya*: das Selbststudium (siehe Kapitel 1.2 über die geistige Entspannung)
- *īśvara praṇidhāna*: die Hingabe an das Göttliche, an das höhere Selbst, die wahre Natur. Dies bedarf einer grundlegenden Haltung der Hingabe und des Vertrauens ins Leben. Beim Üben macht īśvara praṇidhāna Mut, sich auf die Wirkung der Übung einzulassen und sie überhaupt zuzulassen.

Der Prozess des Loslassens in *śavāsana* schafft Platz – zum Beispiel für das Geschenk des Lebens, das wir empfangen dürfen, dankbar und voller Lebenslust. Hier entsteht Raum für etwas Neues und auch Raum für den Blick auf bereits Vorhandenes. Wir entdecken möglicherweise, was schon die ganze Zeit da war und wir gar nicht loslassen können: unseren Energiekörper, unseren Wesenskern, unser höheres Bewusstsein, unsere Seele. Egal, was ist, der Wesenskern überlebt den Prozess des Sterbens, da er unverletzlich, ewig und unsterblich ist. Kommen wir in dieses vollkommene Lassen, erlauben wir uns, uns ganz für den Wesenskern zu öffnen. In *śavāsana* erhalten wir somit Zugang zum Wesentlichen. Wenn wir unser Bewusstsein währenddessen aufrechterhalten und wach bleiben, lernen wir, Wesentliches vom Unwesentlichen zu unterscheiden, und haben auf einmal Antwort auf die alles entscheidende Frage: Was ist wirklich von Bedeutung in meinem Leben?

Nach der Praxis werden wir als neues und frisches Wesen geboren und haben wieder etwas mehr die Angst vor dem Tod und den damit verbundenen Ängsten verloren und dafür mehr Lebensfreude gewonnen, so wie Goethe seinen Faust sagen lässt: „Werd ich zum Augenblicke sagen: Verweile doch! Du bist so schön!“ Wir wissen: Dieser Moment zählt. Nichts aufschieben, nichts festhalten. Mit dieser Ausrichtung sind wir dankbar für unsere Lebenskraft und genießen das Leben hier umso mehr – und zwar nicht irgendwann, sondern jetzt.

2.3 Warum niṣpanda kein Schlaf ist, ihn aber ersetzen kann

Grundlage von *niṣpanda* ist es, bei vollem Bewusstsein zu entspannen. Es bedeutet ein waches Zur-Ruhe-Kommen und das Loslassen des Körpers und des Geistes. Unser gesamter Körper ist entspannt und bewegungslos, unsere Gedanken bleiben ruhig. *Niṣpanda* ist also nicht zu verwechseln mit einem kurzen Nickerchen zwischendurch.

Falls du nun aber doch einschläfst: Beobachte einmal, woran das liegen könnte. War der Tag oder die Nacht zuvor anstrengend? Oder hat sich langfristig etwas aufgebaut, das sich jetzt seinen Raum nimmt – egal, ob das passt oder nicht? Nimmst du dir sonst Zeit zum Ausruhen oder Innehalten?

Auch wenn *niṣpanda* kein Schlaf ist, kann es eine ähnlich erfrischende und regenerative Wirkung wie Schlaf haben. Es heißt, eine Viertelstunde in der Tiefenentspannung ersetze mehr als eine Stunde Schlaf. Wie auch Schlaf – sofern dieser wirklich tief und entspannt ist – erzeugt *niṣpanda* einen Rückgang an Stoffwechselprozessen, sodass die Energiereserven des Körpers geschont werden. Während der Entspannung und Meditation verbrauchen wir weniger Sauerstoff, sogar weniger, als wenn wir uns einfach nur hinlegen und ruhen. Das hängt auch mit dem Körpertonus zusammen – gemeint ist damit der Spannungszustand, in dem sich unter anderem unsere Organe, Gefäße und Muskeln befinden. Der Körpertonus liegt im aktiven Zustand bei 70 und mehr Prozent. Schlafen wir, sinkt der Tonus auf rund 40 bis 60 Prozent. In tiefer Entspannung – etwa in *niṣpanda* oder auch in der Meditation – geht der Tonus noch weiter nach unten; zwischen 38 und bis zu 26 Prozent sind möglich. Die Tiefenentspannung des Yoga kann demnach den Erholungseffekt des Schlafs verdoppeln.

Dies mag auch eine Erklärung dafür sein, warum wir ausgerechnet nach dem abendlichen Yoga zuweilen eher einen Energiekick verspüren und dann nicht einschlafen können.

2.4 Mit Hilfsmitteln eine entspannte Atmosphäre schaffen

Damit *niṣpanda* seine volle Wirkung entfalten kann, steht an oberster Stelle die Selbstfürsorge. *Niṣpanda* ist wie ein Geschenk, das du überreicht bekommst. Sei bereit, es auch anzunehmen. Dieses Annehmen heißt, dass du dich wirklich darauf einlässt. Ein erster Schritt dafür ist eine wohlige Umgebung: ein ruhiger Raum, dessen Türen und Fenster geschlossen sind. Das Licht ist angenehm gedämpft, weder zu hell noch ganz dunkel.

Was bereitliegen sollte und worauf du bereits im Vorfeld achten kannst:

Oberste Priorität haben Decken zum Zudecken, damit der Körper nicht auskühlt. Das hat auch einen energetischen Aspekt: Wir haben zuvor in der Yogapraxis unseren physischen Körper aufgewärmt und die Energie unseres feinstofflichen Körpers angeregt. Diese Energie, die wir erzeugt haben, soll bei uns bleiben, indem wir uns zudecken. Im Sommer mag dafür eine zusammengefaltete Decke über unserer Körpermitte ausreichen, während wir uns im Winter bis zu den Füßen zudecken, ohne sie einzuengen. Die Füße sollten sich also noch bewegen können. Die Yogamatte kannst du auch von unten mit einer Decke bedecken, damit es von unten noch wärmer ist. Werden die Hände und Füße schnell kühl, hilft es, wenn sie auf warmem Untergrund aufliegen.

Weitere mögliche Hilfsmittel sind zusammengerollte Yogamatten, Polster, Rollen, Kissen, Hocker oder Stuhl, um die Körperlage je nach Befinden noch entspannter zu gestalten (siehe dazu Kapitel 2.6).

Bist du Brillenträger, ist spätestens jetzt der Zeitpunkt gekommen, die Brille abzulegen, damit die Entspannung voll und ganz wirken kann.

Augensäckchen: In unserer visuell geprägten Welt freuen sich die Augen, wenn sie zur Ruhe kommen können. Selbst wenn sie geschlossen sind, bewegen sie sich oft noch hin und her oder sind unter Spannung. Für Dunkelheit und leichten Druck sorgt ein Augensäckchen. Je nach Füllung kann es unterschiedlich wirken: Lavendel wirkt ausgleichend, Pfefferminze anregend und Kamille beruhigend. Benutzt du nicht dein persönliches Augensäckchen, empfiehlt es sich, aus hygienischen Gründen ein Taschentuch zwischen die geschlossenen Augen und das Säckchen zu legen.

Der Einsatz mit Gewichten lässt sich erweitern: Für die Schultern nimmst du zwei kleine Sandsäcke mit jeweils einem Gewicht von zwei Kilo. Auf den Bauch kannst du auch einen Sandsack oder ein Hirsekissen legen.

Musik im Hintergrund ist Geschmackssache. Probiere für dich aus, ob dies für dich einen zusätzlichen Input kreiert, der dich eher stört oder aber dir hilft, aus den Gedanken herauszukommen und dich für ein höheres Bewusstsein zu öffnen. Eine Alternative zu Musik ist auch der Einsatz einer Klangschale oder eines Klangspiels wie dem Koshi (siehe Foto).

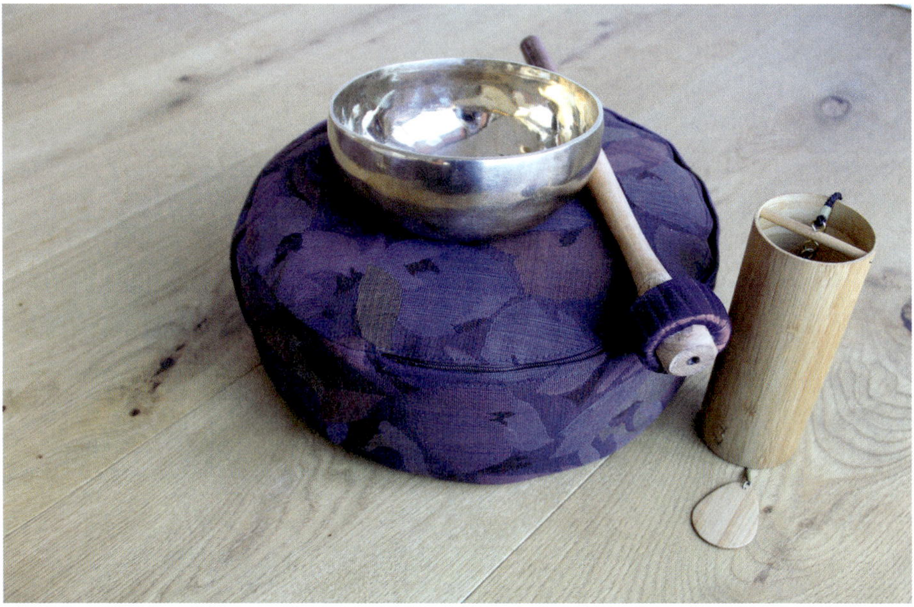

Auch eine individuelle Entscheidung sind Duftöle – etwa für die Massage während der Entspannung. Am besten fragt dich dein Lehrer oder dein Partner vorher um Erlaubnis. Wer ein eher geruchsarmes Öl bevorzugt, liegt mit Mandelöl gut. Alternativ, wenn du eine Entspannungsübung für dich allein machst, verteilst du ein ätherisches Öl auf deinem Handgelenk oder mit einem duftenden Roller auf deiner Schläfe.

2.5 So findest du in deine Entspannungshaltung

Für *niṣpanda* begeben wir uns in eine Liegeposition, die uns guttut. Klassisch ist die Rückenlage in śavāsana: Auf dem Rücken liegend sind die Beine lang ausgestreckt und leicht geöffnet, die Füße sind hüftgelenkbreit auseinander und fallen locker nach außen. Für die energetischen *niṣpandas* empfiehlt sich, den Kopf nordwärts zu positionieren, damit der Körper entsprechend dem elektromagnetischen Feld der Erde ausgerichtet ist. Dies gilt auch im Sitzen, wobei hier das Gesicht dann Richtung Norden schaut. Die Ausrichtung nach Norden basiert auf der Annahme, dass der Körper mit jeder einzelnen Zelle wie ein Kompass fungiert, der sich mit seinem Nord-Süd-Fluss an die Polarität der Erde anpasst.

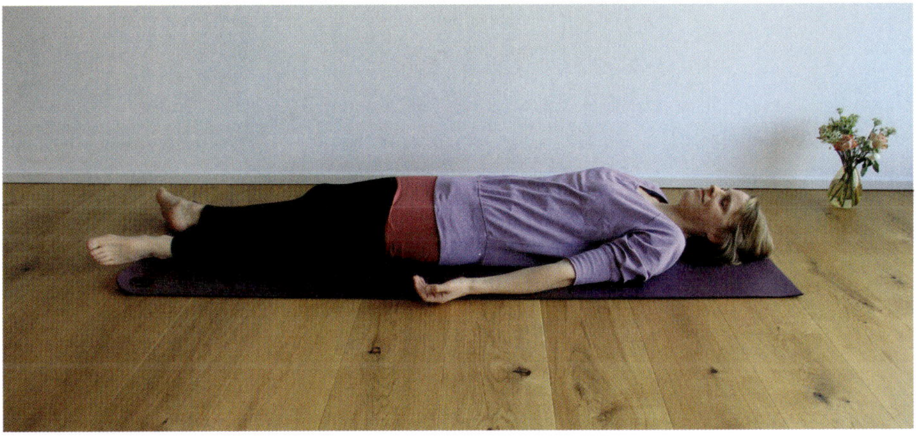

Die Hände liegen mit den Handinnenflächen nach oben neben dem Körper, sodass beide Schultern angenehm den Boden berühren. Falls es dabei hinten im Nacken eng wird, kannst du ein Kissen unter den Kopf legen. Drehe den Kopf, damit er wirklich entspannt auf dem Boden liegt, noch einmal von rechts nach links, von links nach rechts. Schau, ob Haargummis oder Haarspangen stören.

Löse deine Zunge vom Gaumen und lege sie unten in der Mundhöhle ab, weil das die Gedanken beruhigt.

Deine Augen sind sanft geschlossen. Wem das schwerfällt, kann die Augen auch offen lassen und den Blick weich werden lassen. Die Muskulatur hinter den Augen entspannt sich. Die Gesichtsmuskulatur ist so entspannt, dass sie zerfließen könnte. Gib mit jedem Ausatem noch mehr Gewicht an den Boden ab, als ob dir der Boden von unten entgegenkommt, um dein Gewicht zu halten und zu tragen. Der Kontakt zum Boden hilft dir, dich fallen zu lassen.

So behutsam, wie wir in die Haltung finden, kommen wir auch wieder heraus: Der Atem wird vertieft, die Finger und Füße werden langsam bewegt, dann die Beine und Arme. Durch Strecken und Rekeln wird der Körper liebevoll aufgeweckt und sanft mobilisiert. Mit möglichst geschlossenen Augen kommst du hoch ins Sitzen, und zwar über die linke Seite, um die linke Körperhälfte und damit die Seite des Herzens, stellvertretend für die Mondenergie und die Intuition, zu aktivieren. Jetzt bist du erfrischt und bereit für die Abschlussmeditation.

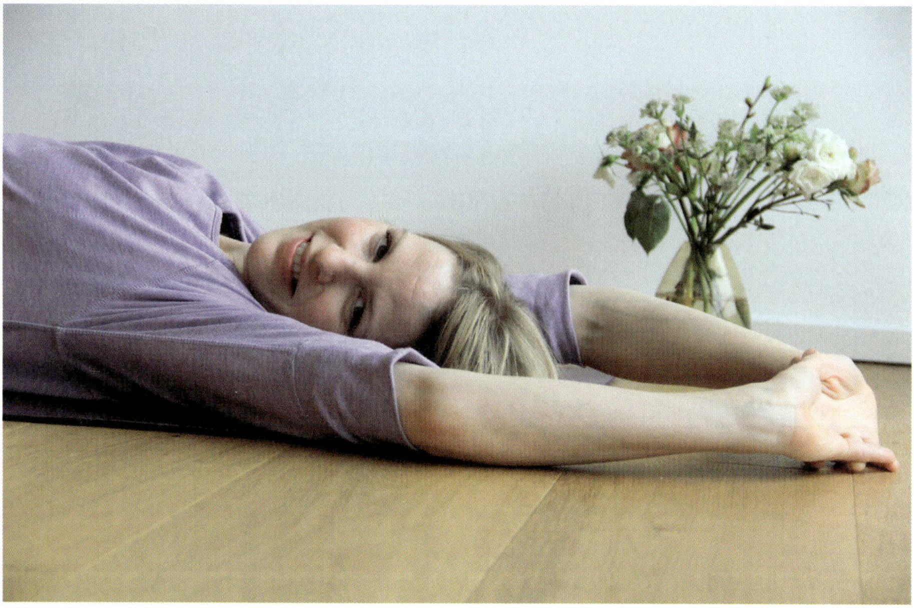

2.6 Wann Vorsicht geboten ist und wie du dir helfen kannst

Im Grunde eignen sich die Entspannungstechniken für alle, unabhängig von Alter und Konstitution. Bei Spannungen im unteren Rücken kannst du eine Rolle unter die Knie legen oder die Füße aufstellen, sodass der untere Rücken die Matte berührt. Entlastend für den Rücken ist auch das Ablegen der Unterschenkel auf einen Stuhl, einen Schaumstoffblock oder Hocker. Lege ein Kissen oder eine Decke unter die Unterschenkel, damit nichts drückt.

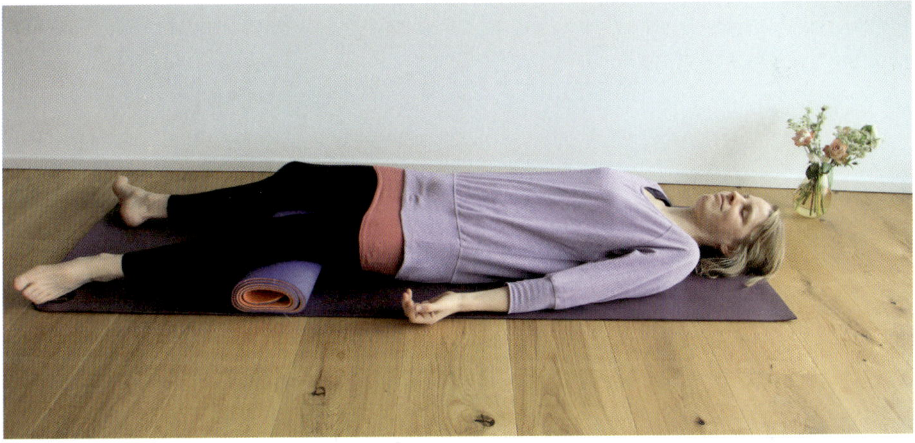

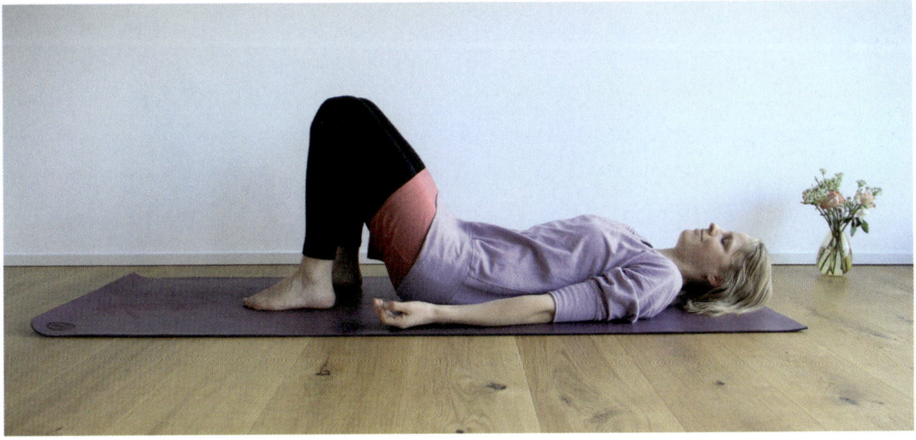

Bei Frauen mit bereits fortgeschrittener Schwangerschaft ist wegen des sogenannten Vena-cava-Kompressionssyndroms (einem plötzlichen Blutdruckabfall) die Seitenlage ratsam, die sich allerdings nicht für jede Entspannungstechnik eignet. Alternativ können sie den Oberkörper höher lagern, indem sie zum Beispiel eine Decke oder eine Yogamatte zusammenrollen und sie unter der Wirbelsäule ablegen (siehe Foto). Unter dem Kopf liegt ein festes Kissen, etwa auf Höhe der gerollten Decke. Diese Erhöhung eignet sich auch für Menschen mit Herz-Lungen-Erkrankungen und für alle, die Weite im Brustraum erleben möchten.

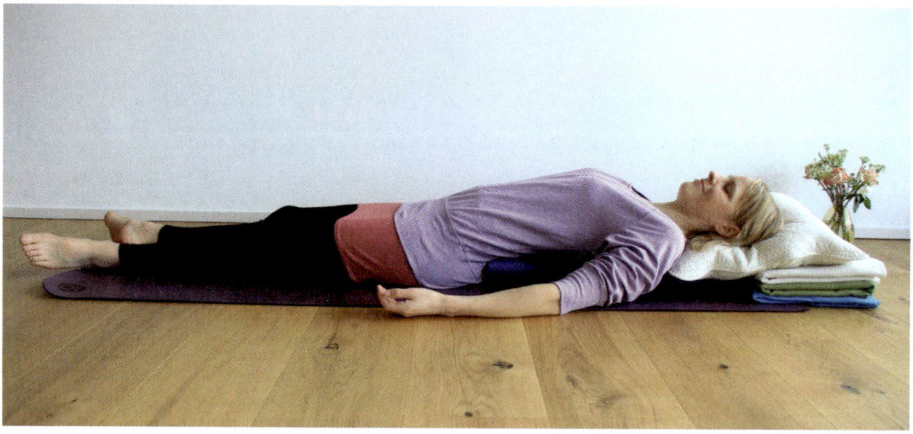

Rücksprache mit dem Arzt empfiehlt sich bei psychischen Erkrankungen, wie starker Depression. Bei schweren psychischen Erkrankungen ist insbesondere von den energetischen *niṣpandas* mit ihrem fließenden Übergang in die Meditation abzuraten. Vorsicht ist generell immer geboten, wenn du an dem Tag sehr erschöpft bist, Migräne oder jegliche Form einer akuten Erkrankung hast. Entscheide nach deinem Befinden, was geht und was eventuell auch nicht geht.

3.

Die verschiedenen niṣpandas und ihre Besonderheiten

Die *niṣpandas* dieses Buches gehen überwiegend auf Swami Gitananda zurück. In seinem Werk „Yoga: Step-By-Step" konzentriert er sich auf die *mukti kriyās* oder *jñāna kriyās*. Sie entspringen dem *jñāna yoga*, dem Yoga der Erkenntnis – *jñāna* ist das Wissen, *kriyā* die Bewegung. Die Techniken sollen Körper und Geist zu *mukti* führen, was aus dem Sanskrit übersetzt wird als „der, der frei ist". Der harmonische Zustand von *mukti* ist demnach die Freiheit von unterbewusster und bewusster Anspannung und kann unser Bewusstsein erweitern. Daher gehen die Entspannungstechniken dieses Buches über das bloße Ruhen in *śavāsana* hinaus.

Die 14 hier vorgestellten *niṣpandas* sprechen unterschiedliche Ebenen an, wie die Übersicht auf der nächsten Seite verdeutlicht. Um die körperliche Ebene geht es bei *spanda niṣpanda, dṛḍha kriyā, sūrya niṣpanda, kāya kriyā, ālāpa bhastrikā, bhrāmarī prāṇāyāma* und *disconnected body.*

Auf der geistigen Ebene wirken *marmāstanam kriyā, citta māya jñāna kriyā, manas citra kriyā* und die Entspannung über die Mutter Erde.

Die energetische Ebene wird bei *anu-loma-viloma prakriyā, hang saḥ kriyā* und *yoga nidrā* angesprochen.

Diese Differenzierung in verschiedene Ebenen ist keine ausschließliche. Sie besagt nur, dass die jeweilige Ebene hauptsächlich angesprochen wird. Trotz dieser Einteilung wirken alle *niṣpandas* sowohl auf den grob- als auch auf den feinstofflichen Körper. Ebenso sprechen alle das dritte Auge an *(ājñā cakra)*, je nach Qualität auch noch weitere *cakras* (siehe Glossar).

Was alle *niṣpandas* miteinander verbindet, ist die Zeit, die sie Körper und Geist geben, die vorangegangenen Übungen zu verarbeiten. Ihre Wirkung wird entfaltet und im Körper als Information abgespeichert. Alle *niṣpandas* helfen, Körper und Geist zu entspannen, können heilsam sein und transformieren, energetisieren und harmonisieren. Sie schaffen Räume und lassen uns mit unserem Innersten in Kontakt treten.

Die 14 niṣpandas im Überblick

Ebene	Name der Entspannungstechnik	Fokus (siehe nächstes Kapitel)
niṣpanda auf körperlicher Ebene	*spanda niṣpanda* – Anspannen und Loslassen	*śivaśakti*
	dṛḍha kriyā – Entspannung aus der Seitenlage	
	sūrya niṣpanda – Sonnen-Entspannung	
	kāyá kriyā – Bewegungsentspannung	*śakti*
	ālāpa bhastrikā – Ventil-Atmungsentspannung	
	bhrāmarī prāṇāyāma – Hummelatmung im Liegen	
	disconnected body	
niṣpanda auf geistiger Ebene	*marmāstanam kriyā* – Innere Körperreise	*śiva*
	citta māya jñāna kriyā – Visualisierung der Lieblingslandschaft	*śakti*
	manas citra kriyā – Malen eines inneren Bildes	
	Entspannung über die Mutter Erde	
niṣpanda auf energetischer Ebene	*anu-loma-viloma prakriyā* – Auf- und Entladen der Zellen	*śakti*
	hang saḥ kriyā – Löschung negativer Informationen in den Zellen	
	yoga nidrā – Schlaf des Yogi	

3.1 Mit Gegensätzen in die Balance

Alle *niṣpandas* beruhen auf dem tantrischen Konzept von *śivaśakti*, das auch die Grundlage meiner Yogaausbildung bei Ananda Leone war. Dieses Konzept lässt sich nahezu auf alles im Leben übertragen. *Śivaśakti* ist das göttliche Paar, das die polaren Lebensenergien in sich vereint. Hierbei steht *śiva* für das männliche Prinzip – stellvertretend für Ruhe, Kraft, Erdung. *Śakti* dagegen versinnbildlicht die weibliche Seite durch Bewegung, Weite und Loslassen. In der Yogastunde verbinden und vereinen wir die Qualitäten von beiden und entfalten so die göttliche Kraft in uns. Mehr zu den Wirkweisen und Eigenschaften der beiden Pole findet sich in der Übersicht auf der nächsten Seite.

Der Wechsel von An- und Entspannung gilt für den gesamten Verlauf der Yogastunde, der kraftvoll *(śiva)* und dynamisch *(śakti)*, energetisierend *(śakti)* und beruhigend *(śiva)* sein sollte. Wichtig sind immer wieder Inseln der Ruhe, die Raum geben wahrzunehmen, wie sich der Körper anfühlt und wie er auf die Übungen reagiert, wie der Atem kommt und geht und – eng damit verbunden – wie die eigene geistige und emotionale Verfassung ist. So können diese Gegensätze auch ein umfassendes Erleben von tiefer Entspannung möglich machen: Um Entspannung, also das Loslassen, die Hingabe, den Freiraum, wirklich wahrzunehmen, brauchen wir zuvor das Erlebnis der Anspannung in Form von Kraft, Konzentration und Festigkeit.

Das Prinzip der inneren und äußeren Balance geht bereits auf Patañjali zurück: *„Sthira sukham āsanam"*, schreibt der Gelehrte in seinen Yogasutrās: „Die Haltung soll stabil und leicht sein." (PYS II.46) Wie *śivaśakti* sind „stabil" und „leicht" ein Gegensatzpaar, das einander braucht, also kein Entweder-oder, sondern ein Sowohl-als-auch. Haben wir Stabilität und Festigkeit in der Stellung aufgebaut, kommen wir in den Genuss des Angenehmen, der Leichtigkeit. Dann ist das Ziel, die Energiebahnen zu öffnen, erreicht und die Energie kann frei fließen.

Patañjali gibt uns auch eine Anleitung, wie uns die Qualität von „stabil" und „leicht" gelingen kann: Wir sollen uns schon anstrengen, aber nur so weit, dass wir nicht verspannen, und nur so weit, dass unser Atem noch fließen kann. Indem wir alles Begrenzende, wie Raum und Zeit, im *āsana*, in der Körperstellung, vergessen, lässt sich vielleicht sogar ein Gefühl von Zeitlosigkeit, gar Unendlichkeit erleben und das *āsana* wird zur Meditation (PYS II.47). Diese Qualitäten der *āsanas* lassen sich übertragen auf jegliche Übung im Yoga, ob Sonnengruß, Konzentrationsübung oder Entspannungstechnik.

Die sich ergänzenden Qualitäten der beiden Pole *śivaśakti* im Überblick

śiva	*śakti*
Einatmen	Ausatmen
Kraft, Stabilität, Erdung, Ruhe, Konzentration	Leichtigkeit, Bewegung, Wachstum, Dynamik, Offenheit
Zentrierung, Fokus nach innen, introvertiert, unmanifestiert, rational	Ausdehnung, Fokus nach außen, extrovertiert, manifest, intuitiv
rechte Körperhälfte, linke Gehirnhälfte, absteigend	linke Körperhälfte, rechte Gehirnhälfte, aufsteigend
Muskuläre Energie, statisch und zusammenziehend durch Anspannung	nach außen in die Weite fließende organische Energie durch Loslassen
Qualität der Sonne	Qualität des Mondes
Bewusstsein	Energie
Potenzial	Schöpfung

Um ein Gespür für die verschiedenen Qualitäten der *niṣpandas* zu erhalten und sie nicht allein nur verstandesorientiert einzuordnen, hilft ebenfalls das Konzept des Gegensatzpaares *śivaśakti*. Zunächst mag es nicht verwunderlich sein, dass in fast allen *niṣpandas śakti*, die Energie des Loslassens, überwiegt. Doch schauen wir genauer hin, stecken in diesem Loslassen verschiedene Facetten – zum Beispiel in Form von Bewegung, Aktivität, Ausatmung, Leichtigkeit und Hingabe auf der körperlichen Ebene, als Weite, Freiraum und Dynamik auf geistiger Ebene oder als Ausdehnung und die Form eines Energieflusses auf energetischer Ebene. *Śiva* steht nur bei einem geistigen *niṣpanda* im Vordergrund, da wir hier in *marmāstanam kriyā* (innere Körperreise) stark mit Konzentration arbeiten. Bei den körperlichen *niṣpandas* verbinden sich zum Teil beide Aspekte – *śiva* etwa durch Anspannung, Festigkeit und Kraft und *śakti* als Loslassen und Weichheit, wie im nächsten Kapitel beschrieben.

3.2 Niṣpanda auf der körperlichen Ebene

Sowohl Anspannung wie auch Entspannung erleben wir in den körperlichen *niṣpandas*. Hier kommt das Prinzip des Ausgleichs zur Wirkung (siehe das vorherige Kapitel zum Gegensatzpaar *śivaśakti*). In drei *niṣpandas* ist die gegensätzliche Energie von *śivaśakti* beheimatet, also sowohl *śiva* mit seiner Kraft wie auch *śakti* mit ihrem Loslassen. In *spanda niṣpanda* (Anspannen und Loslassen), *dṛḍha kriyā* (Entspannung aus der Seitenlage) und *sūrya niṣpanda* (Sonnenentspannung) wird jeweils zunächst physische Spannung aufgebaut, unterstützt vom Anhalten des Atems während der Anspannung. Im Anschluss wird mit dem Ausatem der jeweilige Körperteil losgelassen und so das Gefühl der Entspannung durch den Wechsel aus bewusster An- und Entspannung intensiver wahrgenommen.

Die Arbeit mit dem Körper hilft, in Kontakt mit sich, seinem Körper und dessen Spannungszustand zu kommen. Erleben wir zunächst Kraft in Form von Spannung, lässt uns das leichter in die Entspannung finden und ein Gefühl dafür bekommen, wie sich überhaupt ein entspannter Muskel anfühlt oder eine entspannte Haut als unser größtes Sinnesorgan. So ausgerichtet können wir uns dann in unserer vollen Schwere „in den Boden" sinken lassen.

Dies gilt auch für die vier weiteren *niṣpandas* auf körperlicher Ebene. Statt auf Kraft setzen sie eher auf Bewegung, der *śakti*-Aspekt ist hier also insgesamt stärker ausgeprägt. In *ālāpa bhastrikā*, der Ventil-Atmungsentspannung, sowie in *bhrāmarī prāṇāyāma*, der Hummelatmung im Liegen, werden aktiv Atmung und Geräusch verbunden. In *kāya kriyā*, der Bewegungsentspannung, koordinieren wir Bewegung und Atmung. In *disconnected body* werden wir durch die Aktivität des Partners zum Loslassen *(śakti)* animiert. Leichtigkeit *(śakti)* wird erfahrbar. Dies ist das einzige körperliche *niṣpanda*, das aufgrund der sensiblen Partnerarbeit Übende der Mittelstufe als Zielgruppe hat. Alle anderen *niṣpandas* auf der körperlichen Ebene sind auch für Anfänger geeignet.

Spanda niṣpanda: Anspannung und Entspannung

Je mehr wir die Anspannung spüren, desto leichter fällt uns das Loslassen. Dieser Grundsatz ist bereits im Namen dieses *niṣpandas* für die körperliche Ebene enthalten: Wie bereits weiter oben erwähnt, bedeutet das Sanskritwort *spanda* „Spannung" und *niṣpanda* heißt „ohne Spannung", also Entspannung.

In *spanda niṣpanda* üben wir diesen Rhythmus aus Anspannung und Entspannung, aus Einatmung und Ausatmung ganz gezielt. Mit der Einatmung spannen wir einzelne Körperbereiche an und halten den Atem an, werden uns der Spannung gewahr. Mit der Ausatmung lassen wir los. Die Übung weist Parallelen zur Progressiven Muskelrelaxation auf.

Der bewusste Ausgleich von An- und Entspannung tut vor allem Menschen gut, die schnell unter Stress geraten und entsprechende psychosomatische Störungen entwickeln, wie zum Beispiel Bluthochdruck, Diabetes, Asthma, Schlaflosigkeit oder Magen-Darm-Probleme. Auch bei Erkrankungen des Bewegungsapparats, wie Schmerzen im Nacken und Rücken, oder bei Arthritis kann diese Übung hilfreich sein.

Das Gefühl der Entspannung von Körper und Geist lässt sich durch die vorherige bewusste Anspannung intensiver wahrnehmen. Wichtig ist dabei, nur den Körperteil anzuspannen, der genannt wird. Körperlich, aber auch geistig, ist damit die volle Aufmerksamkeit allein bei dem jeweiligen Körperteil. Das gilt auch für das Loslassen hinterher: Vielleicht wird der Körperteil sogar warm oder weich oder kribbelig. So ist diese Übung ein gutes Beispiel dafür, wie die beiden Energien *śivaśakti* miteinander verbunden werden – *śiva* für Anspannen und *śakti* für Loslassen.

Gut kombinieren lässt sich die Übung mit einem Fokus auf Balance und Ausgleich in der Yogastunde. Zum Beispiel in Gleichgewichtsübungen oder

Standhaltungen brauchen wir wie in *spanda niṣpanda* sowohl die Kraft und Anspannung wie auch die Bereitschaft für Weite und Loslassen.

Einführung ins *niṣpanda:*

- Mit *spanda niṣpanda* erfahren wir die beiden Energien von *śivaśakti* – Anspannung und Loslassen: Wir spannen einatmend den genannten Körperteil an, ausatmend lassen wir los.
- Leg dich auf den Rücken, streck langsam deine Beine aus; die Füße sind hüftgelenkbreit auseinander und fallen locker nach außen. Wer Beschwerden im unteren Rücken hat, lässt während der gesamten Übung die Füße aufgestellt. Schonender für den unteren Rücken ist, die Füße in den Boden zu pressen, anstatt die Beine und Füße zu strecken und hochzuheben.
- Die Hände liegen mit den Handflächen nach oben gedreht neben dem Körper, sodass beide Schultern angenehm auf dem Boden aufliegen. Schließe sanft deine Augen.

Im *niṣpanda*:

- Atme tief aus. Hebe mit der Einatmung das rechte Bein ein paar Zentimeter vom Boden, halte den Atem an, mach das Bein ganz, ganz fest. Die Füße sind geflext, das heißt, deine Zehen ziehen Richtung Knie. Stell dir vor, du drückst den Fuß gegen eine Wand. Halte den Atem, halte die Spannung. Dann ausatmen und fallen lassen. Atme ein und hebe jetzt nur das linke Bein mit angezogenen Zehen ein paar Zentimeter vom Boden, spanne wirklich nur dieses Bein und diesen Fuß an; nichts anderes anspannen. Spür die *śiva*-Kraft, lass die Muskeln ganz fest werden, halte die Spannung. Atme aus und lass los – lass die *śakti*-Energie auf dich wirken.
- Mit der nächsten Einatmung hebst du nur das Becken ein paar Zentimeter vom Boden. Spann dabei deine Gesäßmuskeln an, die Füße bleiben am Boden. Halte den Atem, halte die Spannung. Heb das Becken noch ein Stückchen höher. Dann ausatmen und loslassen.
- Einatmend hebst du deinen rechten Arm vom Boden. Mach eine Faust mit deiner rechten Hand. Halte den Atem, halte die Spannung nur in deinem rechten Arm, nur in deiner rechten Hand. Je mehr wir die Anspannung

spüren, desto besser können wir loslassen. Dann ausatmen und Arm, Hand, Finger ganz loslassen. Lass den Einatem wieder kommen und hebe den linken Arm ein paar Zentimeter vom Boden. Mach eine Faust mit deiner linken Hand, mach den Arm ganz schwer. Stell dir vor, du willst etwas ganz Schweres bewegen, und es bewegt sich nicht. Halte den Atem, halte die Spannung. Lass dann ausatmend alles fallen.

- Atme ein und führe die Schultergelenke in Richtung Decke, die Schulterblätter gehen dabei voneinander weg. Die Arme liegen entspannt auf dem Boden. Hebe nur die Schultergelenke hoch. Den Atem halten. Dann ausatmen und loslassen.
- Einatmend drehst du den Kopf nach rechts, ausatmend drehst du den Kopf langsam zurück zur Mitte. Atme wieder ein und drehe den Kopf nach links, atme aus und komme wieder zurück zur Mitte.
- Einatmend ziehst du die Gesichtsmuskeln zusammen. Stell dir vor, du hast etwas ganz Saures gegessen. Halte den Atem, halte die Spannung im Gesicht. Lass dann ausatmend wieder los.
- Jetzt spanne den ganzen Körper an: Atme tief aus, dann ein, und spanne die Beine fest an, spanne die Arme fest an, spanne die Gesichtsmuskeln fest an. Presse die Fersen fest in den Boden und hebe dein Becken ein paar Zentimeter vom Boden hoch. Hebe auch die Arme ein paar Zentimeter vom Boden hoch. Mach Fäuste mit den Händen, zieh dein Gesicht zu einer Grimasse. Halte den Atem, halte die Spannung. Heb das Becken noch ein Stückchen höher, die Arme noch ein Stückchen höher. Halte alles fest. Halte noch ein bisschen. Lass dann mit der Ausatmung los. Gib alle Spannung in den Boden ab. Genieße für die nächsten paar Minuten die Entspannung.

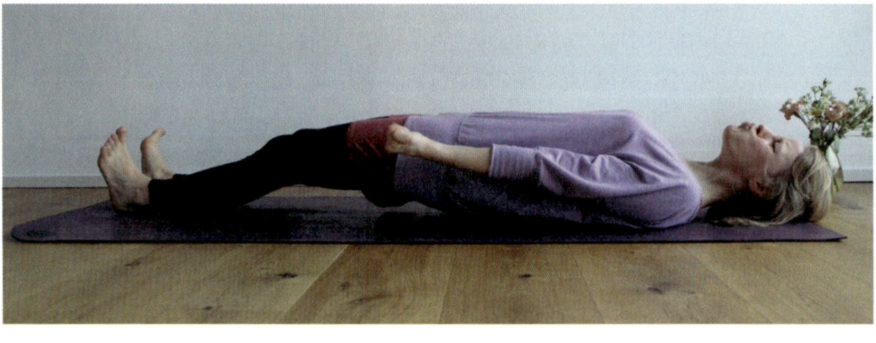

Aus dem *niṣpanda*:

- Komm langsam zurück aus der Entspannung. Lass deine Atmung tiefer und tiefer werden. Beweg langsam wieder die Füße, die Finger, die Beine, die Arme. Streck die Beine, streck die Arme genussvoll. Stell deine Füße auf und dreh dich auf die linke Seite. Komm aus der Seitenlage langsam in den Sitz.

Dṛḍha kriyā: Entspannung in der Seitenlage

Dṛḍha kriyā ist eine klassische Entspannungsübung aus dem *haṭha yoga*. Als *niṣpanda* für die körperliche Ebene mit Fokus auf Kraft ist ihr Ziel, An- und Entspannung im Körper auszugleichen und Steifheit und Schmerzen zu vertreiben. Wir verbinden hier die beiden Pole *śivaśakti* miteinander: In der Seitenlage zentrieren wir unsere *śiva*-Kraft, sind ganz konzentriert, werden so fest wie ein harter Gegenstand, was *dṛḍha* in Sanskrit auch bedeutet. In der Atempause halten wir inne. Mit dem Ausatmen lassen wir uns auf den Rücken fallen und geben uns der *śakti*-Energie hin, geben unseren Empfindungen Raum – so geschieht die Verschmelzung von *śivas* Festigkeit und *śaktis* Weichheit.

Das Gefühl der Entspannung lässt sich durch den Wechsel aus bewusster Anspannung und dem Sich-fallen-Lassen intensiv wahrnehmen. Insbesondere die Anspannung auf der Seite unterstützt in dem Moment Präsenz und Konzentration, das Loslassen beim Sich-fallen-Lassen fördert Vertrauen und Hingabe.

Dṛḍha kriyā passt zu allen Balance-Stunden mit Gleichgewichts- oder Stand- oder Umkehrhaltungen. So erinnert die Übung an verschiedene Positionen, wie etwa an *talāsana*, die Palmenstellung, in der wir auf den Zehenballen balancieren und die Arme mit verschränkten Fingern nach oben strecken. In der Rückenlage ist *dṛḍha kriyā* wie das Strecken zu Beginn der Yogastunde. Und als Umkehrhaltung gedacht ähnelt sie *adho mukha vṛkṣāsana*, dem Handstand. Alle genannten *āsanas* sind geeignet, auf dieses *niṣpanda* einzustimmen.

Einführung ins *niṣpanda*:

- In *dṛḍha kriyā* spannen wir unseren gesamten Körper wie einen festen Gegenstand in der Seitenlage an. Wir halten die Spannung so lange, bis der Ausatem kommt und lassen uns von der Seite auf den Rücken fallen. Um sich das besser vorstellen zu können, hilft beim ersten Mal eine Demonstration durch eine Lehrperson.

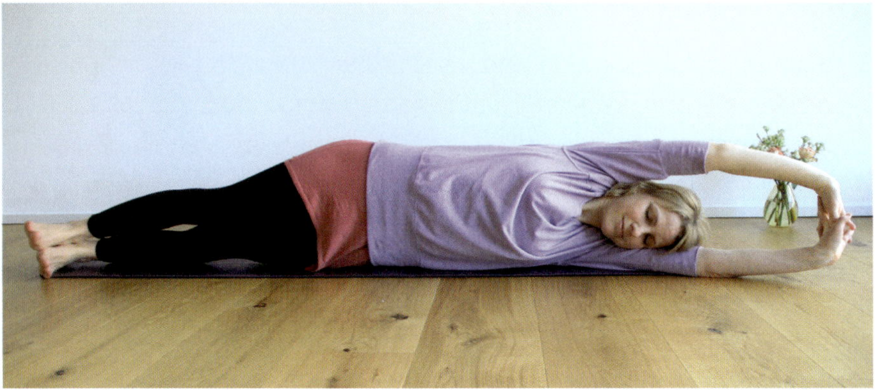

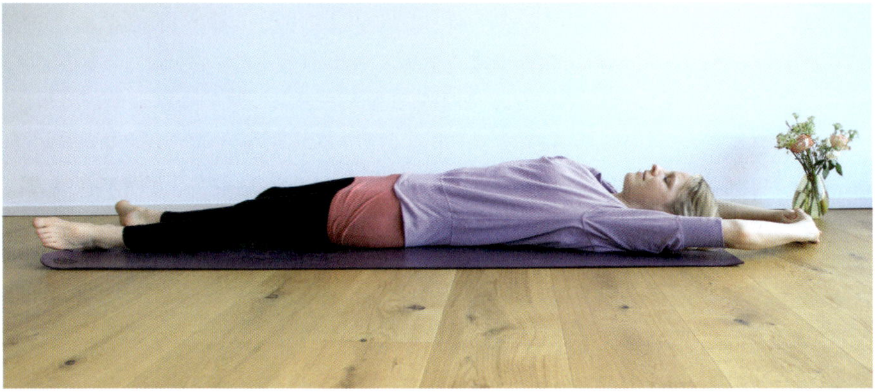

- Ausgangsposition ist *dṛḍhāsana*, die Seitenlage rechts. Wir starten auf der rechten Seite für die Peristaltik des Darms. Dein Kopf ruht auf dem rechten Oberarm. Beine, Oberkörper und Arme liegen in einer Linie mit dem Mattenrand, damit der Oberkörper nicht in eine Rückbeuge geht. Achte darauf, dass du Platz hinter deinem Rücken hast, damit du dich fallen lassen kannst. Schließe sanft deine Augen.

Im *niṣpanda*:

- Verschränke die Finger über dem Kopf, Handflächen zeigen nach außen. Arme und Beine sind gestreckt, die Füße sind angewinkelt. Du atmest tief aus und dann ein: Während der Einatmung streckst du deine Beine und deine Arme. Deine Füße sind geflext, die Zehen ziehen Richtung Knie. Halte den Atem, halte die Spannung! Lass dann die Ausatmung kommen und lass dich auf den Rücken fallen. Wiederhole dies ein weiteres Mal auf der rechten Seite.
- Seitenwechsel: Leg dich jetzt auf die linke Seite. Der Kopf ruht auf dem linken Oberarm. Verschränke die Finger. Nutze die Längsseite der Matte, um zu schauen, dass Beine, Oberkörper und Arme in einer Linie sind. Du atmest tief aus und dann tief ein: Strecke die Beine, strecke die Arme. Spüre die Weite. Halte den Atem, spür die Spannung von den Fußsohlen bis zu den Handflächen, strecke dich ganz lang! Lass mit der Ausatmung los und lande auf deinem Rücken. Mach das Gleiche noch einmal auf der linken Seite.
- Die Abfolge aus Anspannen und Loslassen lässt sich je nach Zeit kürzen oder ausdehnen. Optional kannst du beim Loslassen zusätzlich *ālāpa bhastrikā* (siehe Seite 60ff.) praktizieren.
- Lass die Übung dann auf dich wirken. Die Erde trägt dich. Wenn du magst, kannst du die Arme oben liegen lassen. Oder lege sie ganz entspannt neben deinem Körper ab. Die Handflächen zeigen dabei nach oben. Lass die Entspannung geschehen.

Aus dem *niṣpanda*:

- Komm langsam zurück aus der Entspannung. Lass deine Atmung tiefer und tiefer werden. Die Füße und die Finger bewegen sich langsam wieder, dann auch die Beine, die Arme. Streck die Beine, streck die Arme genussvoll. Stell deine Füße auf und dreh dich auf die linke Seite. Komm in deinem eigenen Tempo aus der Seitenlage zum Sitzen.

Sūrya niṣpanda: Sonnenentspannung

Diejenigen, die Sonnengrüße machen, kennen den Begriff *sūrya* bereits von *sūrya namaskār*, dem Sonnengruß. Auch bei der Sonnenentspannung gehen wir in die dynamische Bewegung – mit dem Wechsel von Anspannung und Entspannung, der Verbindung von *śivaśakti* – Anspannen und Loslassen.

Der Körper liegt hier mit Beinen und Armen weit auseinander gestreckt wie der Buchstabe X auf dem Boden. Mit der Einatmung werden einzelne Körperteile angespannt und der Atem angehalten, mit der Ausatmung wird wieder losgelassen, dies zunächst einzeln, dann diagonal, schließlich alle zusammen. Hinzu kommt dabei der Fokus auf den Solarplexus *(maṇipūra cakra)*, die innere Sonne. Um dir das vorzustellen, hilft zum Beispiel das Bild einer riesigen Sonne direkt über dem Solarplexus und wie du dabei Wärme und Licht in die Bauchregion hineinatmest. Vielleicht spricht dich auch der Vorsatz an, den Glanz und die Wärme der Sonne als dein inneres Selbst anzunehmen.

Auf der physischen Ebene wirkt die Übung ausgleichend durch den Wechsel aus bewusster An- und Entspannung. Dieser Ausgleich lässt sich hier sowohl körperlich als auch geistig intensiv wahrnehmen.

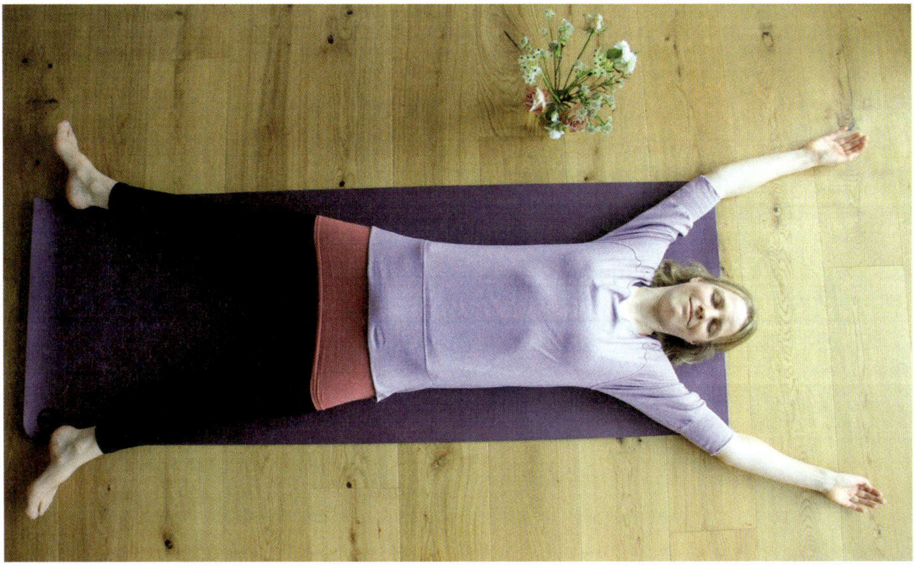

Auf der psychischen Ebene geht es um die Balance der beiden Körperhälften. Die Kreuzung von rechter und linker Körperseite ist genau im Solarplexus – die Energielinie gleicht beide Seiten aus. Es werden hierbei auch intensiv die Emotionen berührt, weil die Liegeposition wie ein großes X etwas Offenes und Schutzloses hat. Gleichzeitig schenkt die Vorstellung des Sonnenlichts Energie und Freiheit.

In der Yogastunde bereiten wir dieses körperliche *niṣpanda* vor, indem wir uns mit Freiheit in Form von Drehungen befassen sowie mit *bhastrikās* (Blasebalgatmung) und *āsanas* mit Fokus auf den Solarplexus wie *viparītakaraṇī āsana* (halber Schulterstand) oder *nāvāsana* (Boot). Dass wir vorher auch den Sonnengruß üben *(sūrya namaskār)*, versteht sich von selbst.

Einführung ins *niṣpanda*:

- Bei diesem *niṣpanda* empfängst du Sonnenlicht in deinem Körper, der wie ein X auf dem Boden liegt. Schau, dass du Platz zur Seite hin hast. Deine Beine sind weit auseinander gestreckt, auch deine Arme liegen auseinander und über dem Kopf ausgestreckt. Die Kraft kommt aus deinem Solarplexus, deiner inneren Sonne, zwischen dem Zwerchfell und dem Bauchnabel gelegen. Schließe sanft deine Augen.

Im *niṣpanda*:

- Stell dir vor, wie mit jeder Einatmung Sonnenlicht in deinen Körper flutet. Zuerst schickst du Licht in deinen rechten Fuß. Hebe mit der Einatmung den rechten Fuß und das rechte Bein etwas vom Boden ab, strecke den Fuß über die Zehen, halte den Atem, halte die Spannung. Dann ausatmen und loslassen.
- Atme ein und schicke einen Lichtstrahl in deine linke Hüfte, deinen linken Oberschenkel, den linken Fuß. Du hebst das linke Bein etwas und streckst es. Der Fuß ist geflext und du hältst den Atem an. Ausatmend lässt du los.
- Ein Lichtstrahl kommt in deine rechte Schulter, in deinen rechten Oberarm, deine rechte Hand, streift deine rechten Finger. Atme ein und hebe Arme und Hände ein paar Zentimeter vom Boden ab. Spreize die Finger bis zu den Fingerkuppen und lass das Licht über deinen Solarplexus in deine rechte Seite strahlen. Halte den Atem an. Ausatmend lässt du los.

- Atme ein über deine linke Schulter, deinen linken Arm, deine linke Hand: tief einatmen und abheben. Lass das Licht aus deiner Mitte heraus in deine linke Seite strahlen. Halte den Atem an und lass dann mit der Ausatmung wieder los.
- Jetzt diagonal: Schicke Lichtstrahlen in deinen rechten Fuß, in deinen linken Arm und spreize deine linken Finger, spreize dein rechtes Bein über deine Zehen. Einatmen, abheben und den Atem anhalten. Dann ausatmen und loslassen.
- Diagonal die andere Seite: Sende Licht mit der Einatmung in deinen linken Fuß, in dein linkes Bein und in deinen rechten Arm, deine rechte Hand. Einatmen, heben und Atem anhalten. Dann ausatmen, loslassen und senken.
- Beide Arme und Beine gleichzeitig: Atme ein und versuche, alles etwas vom Boden zu heben. Spreize die Finger, die Zehen – halte den Atem an, zentriere die Kraft in deiner Mitte. Dann ausatmen und wieder loslassen.
- Lass deine Beine und Arme in dieser Position oder nimm die Arme zurück. Bring die Beine wieder mehr zusammen, wenn du dich so wohler fühlst. Lass die Übung in dir nachwirken.

Aus dem *niṣpanda*:

- Komm langsam zurück aus der Entspannung. Lass deine Atmung tiefer und tiefer werden. Die Füße, die Finger bewegen sich langsam wieder, auch die Beine und die Arme. Strecke die Beine, strecke die Arme genussvoll. Stell deine Füße auf und dreh dich auf die linke Seite. Komm in deinem eigenen Tempo aus der Seitenlage zum Sitzen.

Kāya kriyā: Bewegungsentspannung

Dieses *niṣpanda* auf der körperlichen Ebene setzt statt auf Kraft eher auf Bewegung: In *kāya kriyā* werden die unteren, mittleren und oberen Körperregionen mithilfe einer Kombination aus Atmung und Drehbewegung entspannt. Es ist eine klassische Technik aus dem *haṭha yoga*. *Kāya* bedeutet „Körper", *kriyā* „die Bewegung". Aufgrund dieser Bewegung wird hier die Energie von *śakti* angesprochen.

Neben dem *ājñā cakra* liegt der Fokus auch auf dem Herzzentrum *(anāhata cakra)* wegen der Kombination mit dem Atem. Und es wird auch das mit dem Element Wasser assoziierte Sakral-*cakra (svādhiṣṭhāna cakra)* angesprochen – im Sinne von Entwicklung durch Bewegung. Beweglich zu sein heißt, sich dem Fluss des Lebens anzuvertrauen, statt sich ihm zu widersetzen, mit all seinen Facetten, positiv wie negativ. Es heißt, zu fließen, statt infrage zu stellen, anzunehmen, was ist, und nicht mehr an dem oder dem festzuhalten, sondern es freizugeben. Dieses Loslassen macht uns freier und beweglicher.

Die Abfolge der Bewegung – Beine, Arme, Kopf – entspricht den unteren, mittleren und oberen Lungenlappen. Diese Bereiche der Lungen entspannen wir dank der Drehbewegung zusätzlich zu den gedrehten Körperteilen und vergrößern noch dazu das Atemvolumen. Der gesamte Körper wird mit Sauerstoff versorgt und das *prāṇa* (Lebensenergie) erhöht. Körperliche Schmerzen wie auch psychische Spannung oder Traumata, die oft in Hüfte, Schulter, Nacken festsitzen, können hier gelöst werden. Wichtig ist, die Bewegung nicht hastig abzuspulen, sondern langsam, mit Bedacht und der Aufmerksamkeit auf dem Atem auszuführen. Durch die Koordination von Atmung und Bewegung üben wir gleichzeitig unsere Konzentration.

Vorbereitend auf dieses *niṣpanda* wirken sämtliche Übungen, die Bewegung und Atmung fließend miteinander verbinden, etwa *vinyāsas* (Übungsabfolgen) und *kriyās* (aufwärmende Übungen). Als *āsana* für die Atmung in den unteren Lungenlappen eignet sich zum Beispiel *uṣṭrāsana*, das kleine Kamel, das auch das Zwerchfell mobilisiert. Für die Atmung im mittleren Bereich der Lunge ist *matsya kriyā* gut: der kleine Fisch, der den Brustkorb dehnt.

Das Üben in der Seitenlage für Schwangere ist hier leider nicht möglich.

Einführung ins *niṣpanda*:

- Ausgangsposition ist die Rückenlage mit den Füßen so breit wie die Matte, um Platz für die Bewegung in den Hüftgelenken zu haben. Die Arme liegen mit den Handflächen nach oben gedreht dicht am Körper. Schließe sanft deine Augen.
- Wir üben jetzt eine dreiteilige Technik, bei der wir mit dem Einatmen in einem Atemzug die Füße und Oberschenkel nach innen drehen, die Hände und Arme nach außen klappen und den Kopf nach rechts drehen.

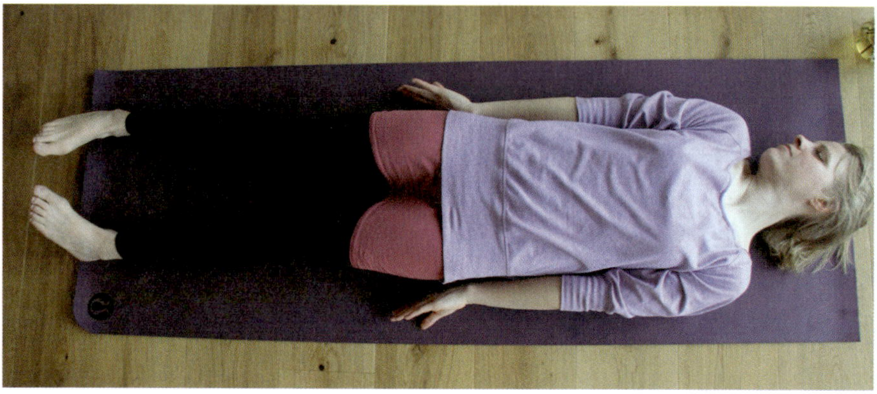

Mit der Ausatmung verläuft die Drehbewegung entgegengesetzt: In einem Ausatem drehen wir erst nur die Füße und Oberschenkel nach außen, dann die Hände und Arme nach innen und den Kopf nach links.

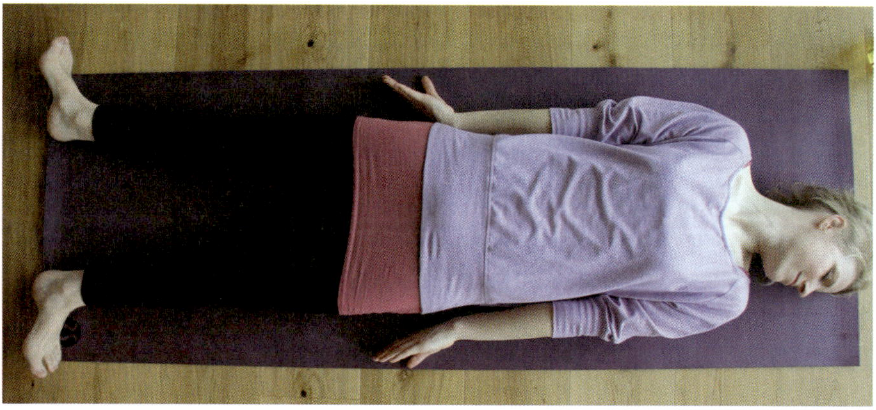

Im *niṣpanda*:

- Atme einige Male tief ein und aus. Drehe mit der nächsten Einatmung die Füße und Oberschenkel nach innen, die großen Zehen gehen Richtung Boden. Spür die Bewegung bis zum Hüftgelenk. Atme weiter ein und klappe die Hände und Arme nach außen, sodass die Schultergelenke Richtung Boden gehen. Du atmest weiterhin ein und drehst den Kopf nach rechts.
- Mit der Ausatmung drehst du erst nur die Füße und Oberschenkel nach außen, bis die kleinen Zehen Richtung Boden gehen. Atme weiter aus und dreh die Hände und Arme nach innen, die Schultergelenke heben sich vom Boden ab. Atme weiter aus und dreh den Kopf nach links.
- Folge dieser Bewegung in deinem Atemrhythmus noch einige Runden: Mit der Einatmung drehst du die Beine nach innen, atmest weiter ein, drehst die Arme nach außen. Schultergelenke gehen Richtung Boden, du atmest weiter ein und drehst den Kopf nach rechts. Atme aus und rotiere nur die Beine nach außen, atme weiter aus, dreh nur die Arme nach innen, Kopf nach links.
- Entspanne jetzt den Körper, der Kopf bleibt in der Mitte. Lass es auf dich wirken.

Aus dem *niṣpanda*:

- Komm langsam zurück aus der Entspannung. Lass deine Atmung tiefer und tiefer werden. Die Füße, die Finger bewegen sich langsam wieder, auch die Beine, die Arme. Streck die Beine, streck die Arme genussvoll. Stell deine Füße auf und dreh dich auf die linke Seite. Komm in deinem eigenen Tempo aus der Seitenlage zum Sitzen.

Ālāpa bhastrikā: Ventil-Atmungsentspannung

Die Idee dieser Entspannungs- und *prāṇāyāma*-Technik ist, dass wir uns wie ein Luftballon mit der Einatmung aufblasen und mit der Ausatmung leer werden. Indem wir Luft ablassen, sinken wir in eine tiefe Gelöstheit. Dabei machen wir ein zischendes Geräusch, was auf Sanskrit *ālāpa* heißt, übersetzt: „der Vogelgesang"; *bhastrikā* ist „der Blasebalg".

Die Entspannung greift bei diesem *niṣpanda* auf der körperlichen Ebene durch die Ausatmung, indem sie verlängert wird. Auch der Zischlaut durch die Zähne hat eine entspannende Wirkung auf uns: Wir beruhigen unseren Geist und somit uns selbst auf allen Ebenen. Der Fokus liegt hier auf *śakti*, auf der aktiven, geräuschvollen Ausatmung. Indem wir möglichst vollständig ausatmen, erleben wir die Leere und schaffen damit wieder Platz für den neuen Einatem und seine Fülle. In dieser Hinsicht wirkt die Übung wie die Entspannungstechnik *bhrāmarī prāṇāyāma* (Hummelatmung; siehe Seite 63ff.).

Zusätzlich zur Atmung konzentrieren wir uns auf einen bestimmten Körperteil, den wir von Spannung befreien möchten. Wie bei *spanda niṣpanda* (Anspannen und Loslassen) oder *sūrya niṣpanda* (Sonnenentspannung) ist es dabei wichtig, den Rest des Körpers möglichst entspannt zu lassen.

In der Yogastunde kann *ālāpa bhastrikā* vielseitig eingesetzt werden: zum Beispiel als reines *prāṇāyāma* zur Vertiefung und Verlängerung des Atems – dann ohne die Vorstellung des Luftballons. Auch bereits in den *āsanas* lässt sich *ālāpa bhastrikā* als *prāṇāyāma* einsetzen – als Hilfe für alle Stellungen, in denen physische oder psychische Spannung entsteht, etwa beim intensiven Dehnen in Vorbeugen. Dazu passt auch alles, was mit Kommunikation und dem Halszentrum *(viśuddha cakra)* zu tun hat, zum Beispiel das Singen von *mantras* (siehe Glossar). Denn speziell das Kommunikations-*cakra* am Kehlkopf wird mit der Erzeugung des Zischlauts in Balance gebracht.

Einführung ins *niṣpanda*:

- Für *ālāpa bhastrikā* atmen wir tief durch die Nase ein und langsam durch den Mund aus, genau genommen durch die geschlossene Zahnreihe, sodass ein zischendes Geräusch entsteht, wie beim Ausströmen der Luft aus einem Luftballon. Diese Vorstellung des Luftballons, wie auch das Ausatmen an sich, helfen uns, noch tiefer in die Entspannung zu gleiten. Dafür liegen wir in der Rückenlage. Schließe sanft deine Augen.

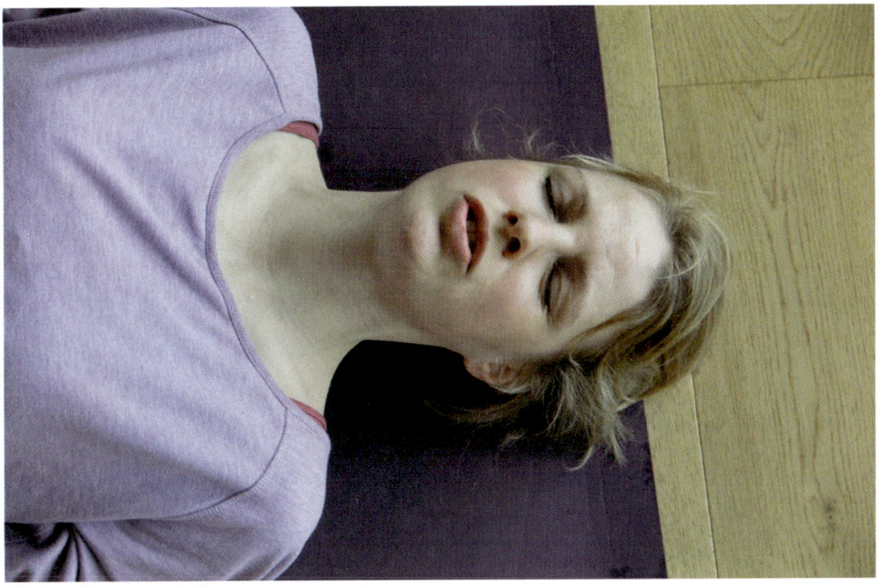

Im *niṣpanda*:

- Atme tief aus. Mit der Einatmung stellst du dir vor, dein rechter Fuß, dein rechtes Bein, deine rechte Wade, dein rechtes Knie, dein rechter Oberschenkel sind wie ein Luftballon, in den du einatmest. Mit der Ausatmung lässt du alle Spannung aus deinem rechten Fuß, deinem rechten Bein herausfließen wie die Luft, die aus einem Luftballon wieder ausströmt. Nimm dafür die Zähne zusammen, nähere deine Zunge dem Gaumen und atme zischend durch den Mund aus. Atme vollständig aus.
- Mit der nächsten Einatmung sind dein linker Fuß, dein linker Unterschenkel, deine linke Wade, dein linkes Knie, dein linker Oberschenkel wie ein Luftballon. Atme in deinen linken Fuß und in dein linkes Bein hinein. Mit der Ausatmung lässt du alle Spannung aus dem linken Fuß, dem linken Bein los – „zschszschzsch“.

- Atme jetzt in dein Becken ein, in deine Hüftgelenke, in deinen Beckenboden, deinen Unterleib – tief einatmen wie in einen Luftballon. Mit der Ausatmung lässt du alle Spannung aus dem Becken los.
- Jetzt atme in deinen Bauchraum ein bis zu deinem Zwerchfell. Ausatmend lässt du los und alle Spannung aus deinem Bauch hinaus.
- Einatmend stellst du dir vor, wie du deinen Brustraum aufbläst wie einen Luftballon. Du atmest tief in deinen Herzraum hinein – ein, ein, ein. Dann atmest du alle Spannung aus deinem Herzen, aus deinem Brustraum – aus, aus, aus.
- Atme in deine rechte Hand, in deine Finger, deinen rechten Unterarm und Oberarm, deine rechte Schulter – wie in einen Luftballon. Ausatmen und alle Spannung aus deiner rechten Hand, deinen Fingern, deinen Armen und Schultern loslassen. Der Luftballon wird ganz leer, leer, leer.
- Atme in deine linke Hand, in deine Finger, deinen Unterarm und Oberarm bis zu deiner Schulter links ein. Dann ausatmen und Spannung abgeben.
- Atme in deinen Nacken, in deinen Kopf wie in einen großen Luftballon tief ein. Dann ausatmen auf „zschschschschsch" – alle Spannung aus deinem Nacken, deinem Kopf, deinen Gesichtsmuskeln, deinem Kiefer loslassen.
- Mit der nächsten Einatmung kommt jetzt dein ganzer Körper dran – Füße, Beine, Becken, Bauch, Brustraum, Schultern, Nacken, Kopf. Stell dir vor, dein Körper ist ein ganz großer Luftballon. Atme tief hinein. Atme dann aus – Füße leer, Beine leer, Bauch leer, Brustraum leer, Arme leer, Schultern leer, Nacken leer, Kopf leer.
- Wenn du das Gefühl hast, dass ein Körperteil noch unter Spannung steht, geh noch einmal tief und achtsam dorthin; atme da hinein und lass mit der Ausatmung los. Jetzt hast du Raum geschaffen für deine Entspannung. Lass sie geschehen.

Aus dem *niṣpanda*:

- Komm langsam zurück aus der Entspannung. Lass deine Atmung tiefer und tiefer werden. Die Füße, die Finger bewegen sich langsam wieder, auch die Beine und die Arme. Streck die Beine, streck die Arme genussvoll. Stell deine Füße auf und dreh dich auf die linke Seite. Komm in deinem eigenen Tempo aus der Seitenlage zum Sitzen.

Bhrāmarī prāṇāyāma: Hummelatmung im Liegen

Bhrāmarī prāṇāyāma ist eine höchst wirkungsvolle Stressreduktions- und Tiefenentspannungsübung als Kombination von *prāṇāyāma, mudrā* und *mantra*. Wir brummen hier wie *bhrāmarī*, die Hummel oder Biene. *Prāṇāyāma* ist wortwörtlich die Kontrolle der Lebensenergie *prāṇā*, im übertragenen Sinne die Atemlenkung (siehe Glossar).

In *bhrāmarī prāṇāyāma* soll die Atmung wie das Summen einer Biene klingen, die von Blume zu Blume fliegt, Pollen aufnimmt und die Pflanze bestäubt. Wie eine Biene soll auch der Yogi oder die Yogini die Fähigkeit haben, verschiedene Techniken zu kombinieren, ohne die Präzision zu verlieren – so etwa bei der komplexen Übung *bhrāmarī prāṇāyāma*. In der Bhagavadgītā (siehe Glossar) wird dies beschrieben als *„yoga karma sukausalam"*. Übersetzt heißt das: „Yoga ist Geschicklichkeit in Aktion." Dies gilt aber nicht nur auf der Matte, denn das, was wir auf der Matte lernen, nehmen wir auch mit nach draußen, in den Alltag, ins Handeln. Yoga betrifft uns mitten im Leben.

Yoga verstanden als „Geschicklichkeit in Aktion" soll uns ermuntern, trotz aller Ablenkungen und Widrigkeiten, mit denen uns das Leben und unser Alltag konfrontiert, möglichst wach, klar und achtsam zu handeln. Wir stehen mitten im Leben, sind trotzdem ganz bei uns und handeln aus dieser wachen Ruhe heraus.

Genau in dieser „Geschicklichkeit in Aktion" versuchen wir uns bei dieser Übung und gleichzeitig entspannen wir uns allein schon durch die verlängerte Ausatmung sowie durch den Brummton. Durch die Kombination aus Ausatmung und Geräusch ist die Wirkung ähnlich wie bei *ālāpa bhastrikā*, der Ventil-Atmungsentspannung (siehe Seite 60ff.). So erleben wir auch hier *śakti*: eine Aktivität, die Atmung und Klang verbindet. Wegen des Summens ist dieses *niṣpanda* auf der körperlichen Ebene eingeordnet – und gibt ein gutes Beispiel dafür, wie das *niṣpanda* aber auf allen Ebenen wirken kann, denn wir lassen *antara nāda*, innere Klänge, entstehen. Die inneren Klänge können in sehr unterschiedlichen Formen auftreten, etwa als Trommeln, Glocken, Zimbeln oder Gesang. Es ist der Klang hinter der Blutzirkulation. Am Anfang ist der Klang noch metallisch und wir hören womöglich, wie das Blut im Körper zirkuliert. Dahinter gibt es andere Schwingungen, die unser eigener Körper schafft und die auch hörbar sind. Mit der Wahrnehmung dieser inneren Vibration entdecken wir unser inneres Leben. Die inneren Klänge haben wir womöglich bereits im Bauch unserer Mutter wahrgenommen. Dieses *niṣpanda* kann dabei helfen, dass wir jederzeit nach innen zurückkehren können, an den Ort, an dem wir immer geborgen sind – in unseren inneren Klangkörper, der klingt, auch bei Stille.

Zweifellos stellt die Hummelatmung eine wunderbare Möglichkeit dar, in die Meditation einzutauchen. Die Aufmerksamkeit wird nach innen gelenkt und die Wahrnehmung verfeinert. Allein rein körperlich nehmen wir wahr: Wir sind lebendiger Klang. Unsere Beziehung zum Klang kann sich intensivieren, auch durch das Belauschen subtilerer Klangqualitäten, wie der sogenannten Obertöne.

Das *viśuddha cakra*, das Halszentrum, wird wegen der Erzeugung des Brummtons angesprochen, genauso wie das *mūlādhāra cakra*, das Wurzelzentrum, wegen der Resonanz mit der Erde. Die Übung erdet, insbesondere wenn wir tief brummen und so die Resonanz mit der Erde intensiv spüren und uns selbst so in Schwingung spüren.

Die Hummelatmung im Liegen lässt sich gut kombinieren in einer Yogastunde mit *prāṇāyāma*-Fokus, etwa als *prāṇāyāma* im Sitzen. Ebenso eignen sich als Vorbereitung verschiedenste Übungen aus dem *nāda yoga* (Klangyoga), *mantras* (siehe Glossar) in sämtlichen Varianten und als Fokus-Thema die innere Stimme *(viśuddha cakra).*

Einführung ins *niṣpanda*:

- Komm in die Rückenlage. Verschließe deine Ohren mit den Daumen und deine Augen mit den übrigen Fingern.

- Erfahrene Yogaübende können einen Schritt weiter gehen und mit *yoni mudrā* alle äußeren Sinne schließen: Mit den Daumen die Ohren, mit den Zeigefingern die Augenlider, ohne sie stark zu drücken, die Mittelfinger an die Nasenflügel, Ringfinger oberhalb der Oberlippen und die kleinen Finger unterhalb der Unterlippen.

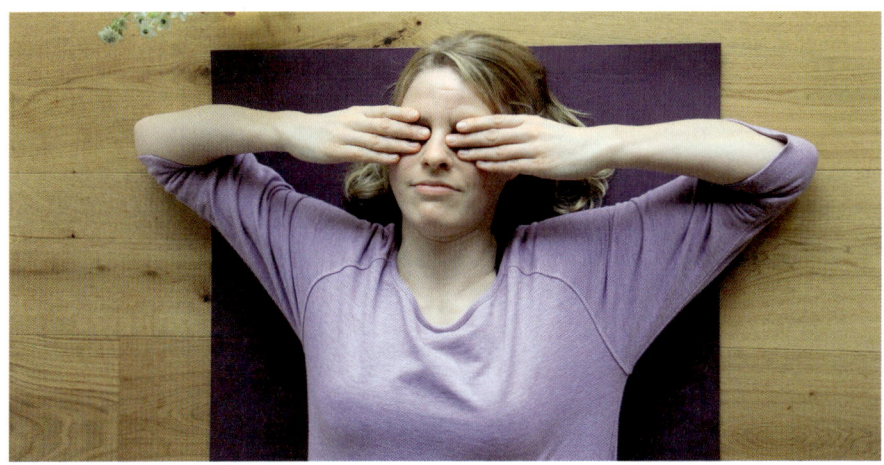

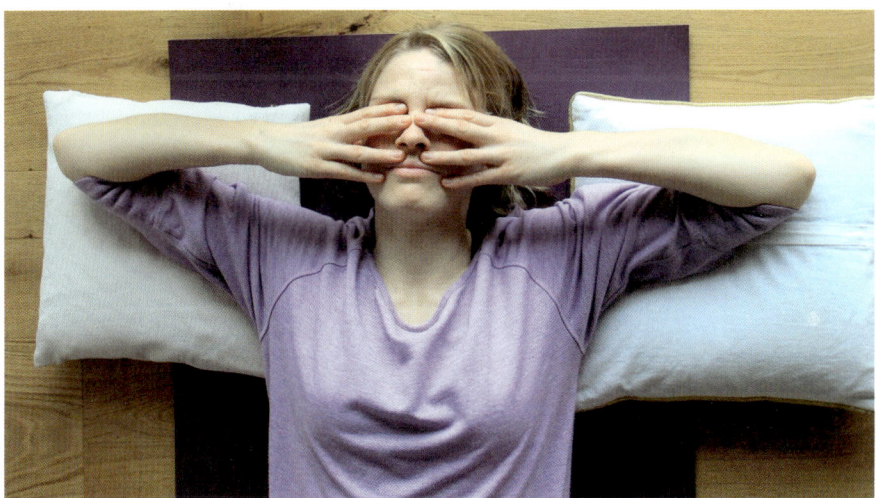

- Finde eine angenehme, entspannte Haltung für die Arme. Die Ellenbogen sind nicht in der Luft, sondern zeigen nach unten. Lass die Arme auf der Erde aufliegen, sodass die Energie fließen kann, und bleibe in dieser Haltung so lange, wie du kannst, auch wenn du nicht mehr summst. Die Schultern sind entspannt. Schließe sanft deine Augen.

Im *niṣpanda*:

- Beginne, deinen Körper mit deinem Atem zu erfüllen. Atme tief in deinen inneren Raum. Deine Lippen sind entspannt geschlossen. Durch die Nase atmest du ein. Mit der nächsten Ausatmung lässt du aus deinen Lippen ganz entspannt einen tiefen Brummton entstehen: „mmmmmmmmmmmmmm!“ Lass deinen Körper noch etwas schwerer zur Erde sinken. Gib ab, was du nicht mehr brauchst.
- Nach etwa einem guten Dutzend Runden beendest du das Summen wie eine Hummel und kommst in die Stille. Du atmest in deinem Atemfluss und hältst deine Hände weiter in dem *mudrā,* wie sie jetzt sind. Achte auf die entstehenden inneren Klänge. Am Anfang ist wohl nur die Blutzirkulation im Ohr zu hören, aber wenn du deine Wahrnehmung verfeinerst, hörst du auch die dahinterliegenden Klänge. Genieße die Ausbreitung der Klangvibrationen in deinem gesamten Körper, insbesondere im Kopf. Halte das *mudrā* so lange, wie es für dich angenehm ist, dann bringe die Hände zurück auf den Boden mit den Handflächen nach oben gedreht, konzentriere dich aber weiter auf die inneren Klänge.

Aus dem *niṣpanda*:

- Lass deine Atmung wieder tiefer werden. Kehre langsam zu den Geräuschen der Außenwelt zurück. Lass kleine Bewegungen in deinem Körper entstehen. Lausche darauf, was dein Körper jetzt möchte; vielleicht kommt ein Gähnen, vielleicht drehst du langsam den Kopf nach rechts und links. Die Füße, die Finger bewegen sich langsam wieder, auch die Beine und die Arme. Streck die Beine, streck die Arme genussvoll. Stell deine Füße auf und dreh dich auf die linke Seite. Komm in deinem eigenen Tempo aus der Seitenlage zum Sitzen.

Disconnected body

Disconnected body ist eine Partnerübung, bei der wir als Empfangende unseren Kopf in die Hände des Partners sinken lassen. Bei diesem *niṣpanda* für die körperliche Ebene möchten wir den Körper in seiner Ganzheit wieder zusammenbringen: *Disconnected* heißt „getrennt, unzusammenhängend"; *body* ist der „Körper". Wir berühren mit den Händen den grobstofflichen Körper, was aber auch auf den feinstofflichen Körper und den Energiekörper wirkt. Der Fokus liegt eindeutig auf dem Loslassen und spricht daher die Energie von *śakti* an.

Als Empfangende lenken wir die Aufmerksamkeit in unseren eigenen Körper und erfahren passiv Berührung an einem sensiblen Körperteil, dem Kopf. Das Abgeben der Schwere des Kopfes erzeugt Leichtigkeit auf allen Ebenen: körperlich, geistig, energetisch. Spannungen im Schulter-, Nacken- und Kopfbereich können sich lösen. Vor allem durch die Gewichtsverlagerung nach rechts und links entspannt sich der Kopf. Die Berührung ist wie eine Massage. Massagen wirken an sich grundsätzlich entspannend, schlaffördernd und anregend für die Selbstheilungskräfte.

Die körperliche Entspannung – dank des Abgebens der Schwere des Kopfes – führt auch zu innerer Entspannung. Wir sind zunächst aufgefordert, Bedenken oder Zweifel zu überwinden und uns darauf einzulassen. Wir üben uns in *surrender*, das heißt in Hingabe, Auslieferung, Ergebung, im Abgeben von Kontrolle. So wird das zweite *cakra*, das Wasserzentrum, angesprochen: Wir fließen mit der Aufgabe, gehen in ihr auf, ohne uns zu überfordern. Vielschichtige Emotionen werden berührt und unser Selbstvertrauen und das Vertrauen in die Welt sowie auch unser positives Denken, unsere Zuversicht werden gestärkt. Unser Geist erfährt Ruhe, heilsame Energie, gar Transformation. Es werden Räume geschaffen, die uns mit unserem Innersten in Kontakt treten lassen. Durch die intensive Kopfarbeit werden hier auch die oberen *cakras* harmonisiert, die unser Bewusstsein sich erweitern lassen – also Halszentrum, drittes Auge *(ājñā cakra)* und Kronenzentrum.

Als Gebende können wir ebenfalls hierbei viel empfangen: An erster Stelle üben wir uns beim Halten und Massieren in Geduld, als entspannender Gegenpol zur Hektik des Alltags und zum Tempo unserer Zeit. Bei *disconnected body* kommt es auf Langsamkeit an: Je langsamer und behutsamer wir die Übung ausführen, desto mehr kann unser empfangender Partner tatsächlich loslassen und genießen. Es ist Meditation in Bewegung: Um ganz beim Partner sein zu können, müssen wir zunächst ganz bei uns sein. Die Übung erdet die Gebenden und schenkt ihnen Ruhe und Kontakt mit sich selbst. Es ist also auch für die Gebenden eine hohe Übung! Sie richtet sich, wie bereits erwähnt, als einziges körperliches *niṣpanda* an Übende der Mittelstufe.

Exkurs: Mit Shiatsupunkten die Entspannung vertiefen

Kommen zur Entspannung zusätzlich noch die Akupressurpunkte (Tsubos) aus dem Shiatsu (siehe Glossar) hinzu, wird der Fluss unseres Gallenblasenmeridians angeregt und ins Gleichgewicht gebracht.[4] Dafür halten wir mit dem Daumen einige der insgesamt 44 Tsubos des Gallenblasenmeridians: Sein Element in der Traditionellen Chinesischen Medizin (TCM) ist das Holz, das für Wachstum und Entfaltung steht. Unsere Holzenergie kommt ins Stocken, wenn wir in unserer Entfaltung behindert werden, durch äußere Umstände, aber auch durch uns selbst, etwa durch unsere eigene Ziellosigkeit oder unklare Ideen. Dann kommt es zu Blockaden mit dem Ergebnis, dass wir innere Anspannung, Stress, Gereiztheit, Wut spüren. Die Gallenblase verkörpert den Geist des Aufbruchs, das Sich-auf-den-Weg-Machen, Entscheidung und Tatkraft. Es geht dabei vor allem um die Fähigkeit, Entscheidungen zu treffen und uns mit unseren Bedürfnissen in der Außenwelt durchzusetzen. Dafür müssen wir innerlich entspannt sein, frei und leicht im Denken und in der Bewegung.

4 Am Kopf und Nacken- und Schulterbereich liegen Akupressurpunkte (Tsubos), die unter anderen den Fluss unseres Gallenblasenmeridians anregen und ins Gleichgewicht bringen können.

Disconnected Body kann für sich allein stehen, zumal die Übung an sich bereits zeitintensiv ist. In der Yogastunde bietet sich *disconnected body* zum Schluss an: nach einer Stunde mit restorativem Ansatz und damit Übungen, die zur Hingabe und zum Entspannen und Loslassen einladen. Der Fokus auf den Kopf lässt allerdings auch einen kraftvollen Stundeninhalt zu, zum Beispiel mit der Umkehrhaltung *śīrṣāsana* (Kopfstand) und *disconnected body* als krönendem Abschluss nach getaner Praxis.

Die Übung eignet sich außerdem gut für den Yoga-Einzelunterricht, also mit nur einer Lehrperson und einem Teilnehmenden, obwohl die Übung dann nicht vorgeführt werden kann und es einseitig bleibt, wenn nur der Teilnehmende bewegt und massiert wird.

Als Variation lässt sich *disconnected body* auch mit einer Öl-Nackenmassage verbinden. Hier ist es ratsam, vorher zu fragen, ob ein Öl oder der spezielle Duft des Öls für die Teilnehmenden angenehm ist (siehe Kapitel 2.4 zu den Hilfsmitteln für die Entspannung).

Anders als sonst drehen wir uns hier am Ende auf die rechte Seite, da die Übung aus der Yogatherapie kommt, in der nach der Entspannung die Drehung gewöhnlich zur rechten Seite geht.

Vorsicht ist geboten bei Beschwerden an der Halswirbelsäule, fortgeschrittener Schwangerschaft oder Herz-/Lungenerkrankungen. Hier muss individuell entschieden werden.

Einführung ins *niṣpanda*:

- Bei *disconnected body* geht es um das Loslassen. Du lässt deinen Kopf in die Hände des Partners sinken und ganz schwer werden.

- Idealerweise hast du die Übung zuvor am Modell gesehen, damit du weißt, was auf dich zukommt und wie die Haltung der Hände genau aussieht für diejenigen, die halten und massieren.

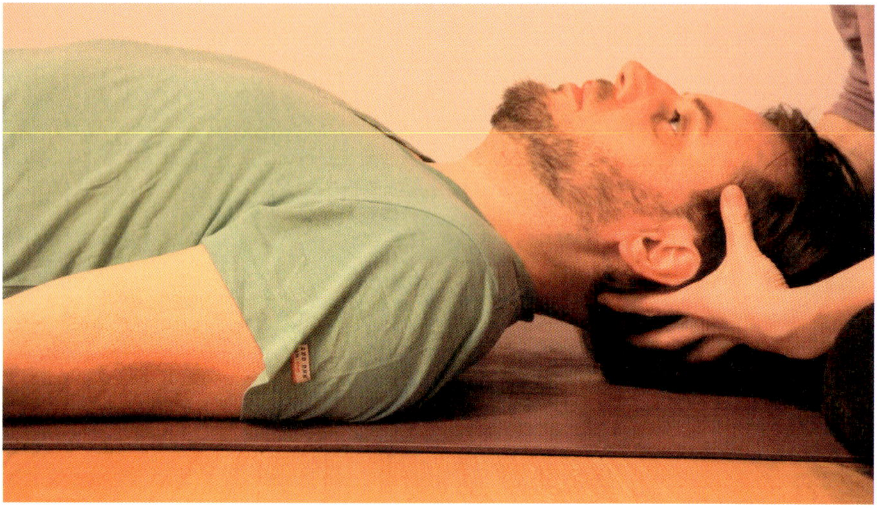

Im *niṣpanda*:

- Für die Empfangenden: Komm in die Rückenlage, mit einer Decke zugedeckt, da du hier jetzt längere Zeit liegst. Lass die Handflächen nach oben Richtung Himmel zeigen, die Füße auseinanderfallen. Der Kopf ruht schwer auf dem Boden.
- Für die Massierenden: Setz dich im Schneidersitz hinter den Kopf deines Partners. Erde dich hier: Nimm den Kontakt zum Boden wahr. Spür deinen Atem. Lass alle unnötige Spannung gehen. Achte auf eine aufrechte Haltung, angefangen beim Beckenboden, entlang deiner Wirbelsäule bis zur Krone des Kopfes. Dein Rücken bleibt lang, die Schultern „fließen" nach hinten unten und dein Brustbein strebt nach vorne. Setz dir noch einen imaginären Ankerpunkt, etwa 45 Grad hinter dir, der dich erdet und dich bei dir bleiben lässt.
- Reibe deine Hände zusammen, damit sie warm sind. Deine Ellenbogen sind auf deinen Oberschenkeln abgelegt, du stützt dich hier auf deinen Oberschenkeln ab. Hat dein Partner lange Haare, leg sie sanft zur Seite. Nimm ganz sachte den Kopf deines Partners, indem du unter den Nacken

fasst wie eine Schaufel und die Hände sanft hochziehst, bis deine Hände den Kopf halten wie eine Schale. Deine Fingerkuppen sind genau am Nacken, am Ansatz des Schädels. Hier in der Schale kann der Schädel ruhen. Deine Hände bleiben in der Luft, wenn möglich. Wird dir das Gewicht des Kopfes zu schwer, bring sie zurück zum Boden; Zittern oder Verkrampfen sollen nicht sein. Gerade bei dieser ersten Bewegung ist Sorgfalt angebracht: Wir wollen den Schädel trotz seiner Schwere federleicht in den Händen halten. Dafür drücken wir weder den Kopf zusammen noch ziehen wir an den Haaren.

- Du hältst den Kopf für ein paar Atemzüge. Unser Kopf macht etwa ein Zehntel unseres Körpergewichts aus. Wenn der Kopf in den Händen sich zu leicht anfühlt, heißt das, dass der Partner den Kopf noch selber hält und nicht loslässt. Daher für diejenigen, die auf dem Boden liegen: Versuche, loszulassen und den Händen des Partners zu vertrauen. Bitte nicht mithelfen bei den Bewegungen!
- Als Massierender beginnst du langsam, kleine Bewegungen zu machen. Ändere immer wieder die Bewegung – nach rechts, nach links, nach vorne, nach hinten. Ganz langsame, ganz kleine Bewegungen!
- Dreh den Kopf jetzt in die Richtung, in die er gedreht werden möchte. Spüre, wohin es dich zieht. Dann kannst du die untere Hand am Boden ablegen. Der Kopf deines Partners ruht mit dem unteren Ohr zwischen deinem Daumen und Zeigefinger, sodass das Ohr frei bleibt. Einige Atemzüge verweilst du so.

- Optional kannst du hier noch Elemente aus dem Shiatsu dazunehmen:
  - Drachenmäulchen: Streiche von unten nach oben mit dem Daumen an der Seite des Halses, an den Muskelsträngen entlang, ohne zu nah an Schlagader oder Kehlkopf zu kommen. Frage deinen Partner, ob der Druck angenehm ist oder mehr oder weniger sein sollte.

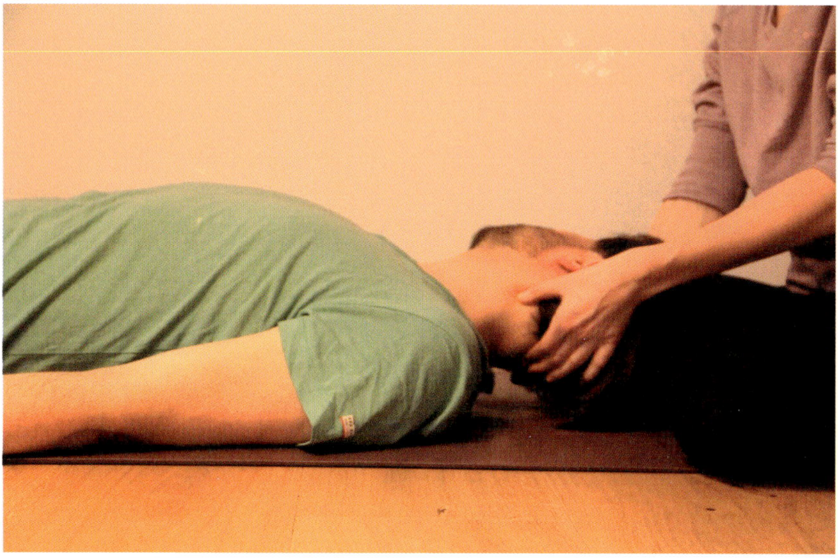

- Gallenblasenmeridian: Die Energie des Gallenblasenmeridians möchten wir zum Fließen bringen, indem wir mit dem Daumen Druck auf die entsprechenden Akupressurpunkte ausüben. Wir beginnen mit dem Akupressurpunkt Gallenblase 1, einen halben Daumen breit seitlich neben dem Auge auf Höhe der Pupille. Nimm dir ruhig deine Zeit, den Punkt zu finden, dort zu landen und zu spüren. Dann kommt Gallenblase 12, der Knochenhügel hinter dem Ohr. Dann Gallenblase 14 auf dem höchsten Punkt der Augenbraue in einer Linie mit der Pupille. Es folgen Gallenblase 20, der „Windteich", unterhalb der Schädelbasis in dem Teil der Nackenmuskulatur, wo es flach wird, und Gallenblase 21, „Gewicht der Welt-Punkt", der höchste Punkt der Schultermuskulatur. Spüre: Wo ist es härter, wo weicher? Wo atmet dein Partner auf?

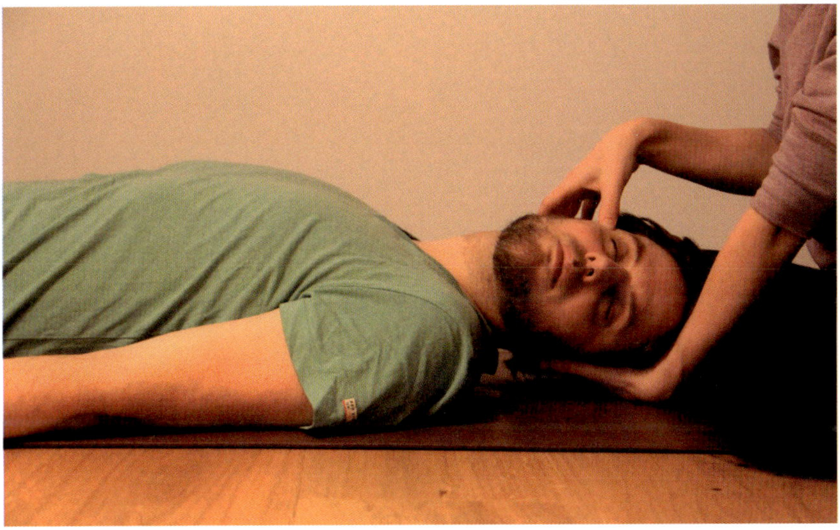

- Für die Empfangenden: Entspann dich in den Boden hinein. Auch deine Schultern bleiben durchlässig. Gib deinem Partner ein Zeichen, ob der Druck stärker oder schwächer sein soll.

• Wechsele die Seite. Wichtig ist, dass beide Seiten in etwa gleich lang gehalten werden. Dann leg beide Hände wieder unter den Schädel, mit den Händen in der Luft. Du legst den Kopf sanft auf dem Boden ab, Hände sind immer noch unter dem Kopf. Lass die Hände dort ruhen.

- Leg den Kopf ganz ruhig zurück auf den Boden. Mit deinen beiden Daumen streichst du jetzt die Augenbrauen und die Stirn aus. Dann lande mit beiden Daumen auf dem dritten Auge und zieh die Daumen hoch über die Stirn bis zur Fontanelle und bis zum Kronenpunkt.

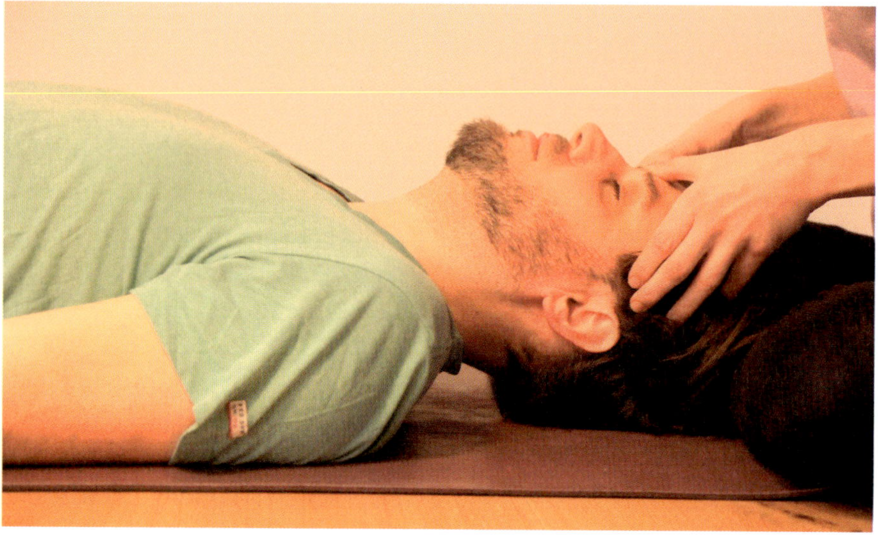

- Für die Empfangenden: Lass es auf dich wirken. Genieß jetzt deine Entspannung.

Aus dem *niṣpanda*:

- Lass deine Atmung tiefer und tiefer werden. Beuge die Knie, dreh dich auf die rechte Seite. Der Kopf bleibt möglichst passiv. Komm dann langsam aus der Seitenlage zum Sitzen.
- Dankt euch gegenseitig.
- Hinterher: Da die Übung auch Energiearbeit ist, empfiehlt es sich, im Anschluss die Energie zu reinigen: Im mattenbreiten Stand gehen wir einatmend mit den Armen nach oben, legen in der Luft eine Hand über die andere Hand und gehen ausatmend vom Kronen-*cakra* abwärts zum dritten Auge, zum Hals-*cakra*, zum Herz-*cakra*, zum Solarplexus, zum Wasserzentrum und zum Wurzel-*cakra* bis zu den Füßen. Dies dreimal hintereinander.

3.3 Niṣpanda auf der geistigen Ebene

Bei den geistigen Techniken ist der Geist das Werkzeug für die Entspannung – der Geist, der uns allen gleichermaßen zur Verfügung steht, unabhängig von unserer bisherigen Yogaerfahrung oder unserem spirituellen Weg. Daher ist kein Vorwissen notwendig, nur die Bereitschaft, sich darauf einzulassen. Die *niṣpandas* auf der geistigen Ebene sind also allesamt auch für Anfänger geeignet. Wenn du die Entspannungstechniken zu Hause üben möchtest, kannst du jemanden fragen, der oder die dir vertraut ist, ob er oder sie den Text vorlesen kann, damit du die Entspannung geschehen lassen kannst.

Körperlich sind wir passiv, aber der Geist ist angeregt, aktiv zu werden, und zwar in einem kontrollierten Rahmen. Statt sich in Gedanken zu verlieren, richten wir bei diesen Techniken die Gedanken gezielt in Richtung Entspannung aus:

„Ein sorgenvolles Leben erfüllt den Geist mit Sorgen. Glückliche Gedanken fluten den Geist mit Glück."

DR. SWAMI GITANANDA GIRI

Gitananda will uns damit einladen, unseren Fokus auf das Positive im Leben zu setzen. Statt uns Sorgen zu machen, entscheiden wir uns für Lebensfreude. Wir schaffen uns im Geiste einen Raum, der uns wohlwollend daran erinnert, dem Leben großzügig, liebevoll und zuversichtlich zu begegnen. Die Entspannungsübung *manas citra kriyā* (Malen eines inneren Bildes) zum Beispiel vergleicht Swami Gitananda mit der Entspannung, die sich beim Hören einer schönen Symphonie einstellt – mit dem Unterschied, dass dieses *niṣpanda* nicht passiv, sondern dynamisch ist, weil nicht konsumiert, sondern im Geiste ein Bild kreiert wird.

Damit die Entspannung intensiv wirken kann, brauchen wir viele Details, die als Futter unserer Vorstellungskraft dienen. So ist es etwa bei *citta māyā jñāna kriyā* (Visualisierung der Lieblingslandschaft) hilfreich, sich die Lieblingslandschaft ganz detailliert und mit allen Sinnen vorzustellen, um wirklich tief in das innere Bild eintauchen zu können. Unser inneres Kind, unsere Intuition und unser Vertrauen werden hier gestärkt: Alles ist möglich.

Damit sich dieser Freiraum entwickeln kann, brauchen die *niṣpandas* auf der geistigen Ebene Zeit bei der Anleitung. Bewusst werden Pausen gesetzt, die uns Raum zum Eintauchen geben.

Lediglich bei *marmāstanam kriyā* (innere Körperreise) wird allein die *śiva*-Energie angesprochen, da hier Konzentration erforderlich ist, um sich im Geiste auf diese innere Reise durch den Körper begeben zu können. Bei den anderen geistigen *niṣpandas* dominiert eindeutig *śakti*: Wir lassen uns von den Qualitäten Weite und Freiraum leiten wie auch vom Aspekt des mentalen Loslassens, zum Beispiel in der Entspannung durch die Mutter Erde. Es geht um die Offenheit des Geistes. Hier werden Räume geschaffen, von deren Existenz wir möglicherweise noch gar nichts wussten. So kommen wir geistig erfrischt, inspiriert und angeregt aus der Entspannung heraus, womöglich mit einer veränderten Haltung, einer positiveren Einstellung zu uns und zum Leben.

Marmāstanam kriyā: Innere Körperreise

Mit *marmāstanam kriyā* begeben wir uns auf eine innere Körperreise und wandern gedanklich von unten nach oben durch unseren Körper. Dabei versuchen wir, mit den inneren Augen Kontakt zu unseren einzelnen Körperteilen herzustellen und in dem Moment wirklich mit diesem eigenen und einzelnen Körperteil verbunden zu sein. Es ist eine Allround-Technik, die viele verschiedene Variationen kennt. So kann je nach Stundenthema der Fokus variieren: Bei einer meditativen Stunde konzentrieren wir uns eher auf den Kopfbereich um das dritte Auge herum, bei einer Stunde mit vielen Rückbeugen und „Herzöffnern" widmen wir uns im *niṣpanda* verstärkt der Herzregion mit Brustbein, Schlüsselbeinen, Brustkorb, Lungen, Herz.

Kriyā ist die Bewegung, die Übung. *Marmas* werden auch als Energiepunkte im Körper verstanden. Aus Sicht des Āyurveda, der Lehre über das Wissen vom Leben, treffen sich an den Energiepunkten die verschiedenen Konstitutionstypen *vāta*, *pitta* und *kapha* wie auch die drei *guṇas*, die Qualitäten, die unsere Handlungen prägen: *sattva* als Klarheit, *rājas* als Leidenschaft, *tamas* als Trägheit (siehe Glossar). Die Marmapunkte sind Verbindungsstellen zwischen Körper und Bewusstsein. Sie melden uns etwa, wie stabil, flexibel, kraftvoll, geschmeidig und sensibel wir sind. Durch Stimulation der mehr als 100 Marmapunkte werden biochemische Prozesse im Körper ausgelöst, die die Selbstheilungskräfte des Körpers aktivieren und so Verspannungen und Blockaden ganzheitlich lösen und die Energien wieder zum Fließen bringen sollen.

Der Fokus liegt hier wie gesagt auf *śiva* – Konzentration. Das *ājña cakra* (dritte Auge) wird angesprochen. Wir richten unseren Blick nach innen.

Der Kontakt mit den einzelnen Körperteilen stärkt das Körperbewusstsein. Auch wird der Körper als innere Einheit erfahren. Wir schaffen uns hier ein Gefühl von Einheit und Verbundenheit.

Gitananda empfiehlt, diese Entspannung nach einer anstrengenden Praxis durchzuführen. Für die passende Atmosphäre sollten vorher mindestens neun Runden *savitṛ prāṇāyāma* geübt werden (siehe Glossar und Kapitel 3.4 *niṣpanda* auf der energetischen Ebene). In der Tat kann die Stunde zuvor körperlich sehr aktiv gewesen sein, da der Körperfokus durch dieses geistige *niṣpanda* ausgeglichen und gleichzeitig der Kontakt zum Körper bewahrt wird. Das *niṣpanda* passt aber auch zu Übungen, die einen intensiven Fokus haben wie Gleichgewichtshaltungen, Umkehrhaltungen oder Standhaltungen. Als Entspannungstechnik geht die Reihenfolge von unten nach oben, während sie als Konzentrationsübung andersherum, vom Kopf zu den Füßen, verläuft.

Einführung ins *niṣpanda*:

- Leg dich auf den Rücken und streck langsam deine Beine aus. Die Füße fallen locker nach außen. Die Hände liegen mit den Handflächen nach oben gedreht neben dem Körper, sodass beide Schultern angenehm auf dem Boden aufliegen. Schließe sanft deine Augen.

Im *niṣpanda*:

- Erfahre, wie dein Körper nun auf dem Boden liegt. Wir beginnen die Körperreise in den Fersen: Lass deine Fersen in den Boden sinken, entspann deine Fußgewölbe, deine Zehenballen. Jeden einzelnen deiner Zehen lässt du frei. Lass deine Waden los. Spüre Leichtigkeit in den Kniekehlen und Kniescheiben. Entspann deine Oberschenkel, die Haut, das Bindegewebe, die Muskulatur bis in die Knochen.

- Bring Weite in deine Hüften. Lass in deinen Hüftgelenken ein Gefühl von Raum entstehen, entspann den Beckenboden. Deine Gesäßmuskeln – spüre, wie sie großflächig aufliegen.
- Schmieg deine Rückenmuskeln sanft an den Boden. Deine Bauchdecke entspannt sich, die Bauchorgane haben ganz viel Platz zwischen Beckenboden und Zwerchfell. Das Zwerchfell bewegt sich ganz natürlich mit der Atmung. Dein Herz schlägt leise und vertraut in deiner Brust. Dein Brustkorb öffnet sich wie zwei Flügel. Deine Schulterblätter streben sanft zum Boden. Deine Ober- und Unterarme entspannen sich.
- Atme durch die Nase ein: Spreize deine Hände, deine Finger, öffne deine Handflächen. Lass mit der Ausatmung los, lass alle Spannung aus deinen Fingern, aus deinen Händen los. Du musst nichts festhalten.
- Dein Kehlkopf ist ohne Druck. Bleibe ganz durchlässig im Nacken. Dein Unterkiefer löst sich vom Oberkiefer, die Lippen entspannen sich. Atme durch die Nase ein und durch den Mund aus, streck die Zunge raus – alle Spannungen lösen sich aus deiner Zunge, deinem Mund, deinem Kiefergelenk. Bring deine Zunge zurück. Deine Gesichtsmuskeln bleiben entspannt.
- Deine Atmung ist lautlos. Deine Augen sind geschlossen, ohne Druck. Deine Stirn ist ganz glatt, ohne Falten. Deine Kopfhaut entspannt sich, deine Ohren entspannen sich. Lass alle Gedanken los für die nächsten Minuten. Nichts denken, nichts tun. Einfach sein.

Aus dem *niṣpanda*:

- Komm langsam zurück aus der Entspannung. Lass deine Atmung tiefer und tiefer werden. Die Füße, die Finger bewegen sich langsam wieder, auch die Beine und die Arme. Streck die Beine, streck die Arme genussvoll. Stell deine Füße auf und dreh dich auf die linke Seite. Komm in deinem eigenen Tempo aus der Seitenlage zum Sitzen.

Citta māyā jñāna kriyā: Visualisierung der Lieblingslandschaft

Bei dieser Entspannungstechnik entwickeln wir im Geiste das Bild unserer Lieblingslandschaft. Wir stellen sie uns vor mit all ihren sensorischen Reizen, tauchen hinein und werden selbst zur Landschaft. Die Bezeichnung setzt sich aus verschiedenen Sanskritworten zusammen: *citta* ist das Wach- wie auch das Unterbewusstsein, *māyā* die Illusion, *jñāna* das Wissen, *kriyā* die Bewegung.

Dieses *niṣpanda* wirkt vor allem auf psychisch-mentaler Ebene intensiv: Die Übung fördert unsere Fantasie und Kreativität und lässt uns in Kontakt treten mit unserem inneren Kind. Das innere Bild der Landschaft schafft Räume und hilft, Weite zu fühlen. Dabei unterstützt uns die Energie von *śakti* – die Weite, die wir selbst schaffen und in uns selbst spüren können.

Passend dazu kann bereits im Vorfeld der *śakti*-Fokus gesetzt und Weite geschaffen werden, zum Beispiel in *vinyāsas* (Übungsabfolgen) mit Armen zur Seite gestreckt oder beim intensiven Dehnen etwa in *prasārita pādottānāsana* (Vorbeuge im Grätschstand). Die Weite ist auch zeitlich erfahrbar, indem wir hier viele Pausen lassen, die uns Zeit geben zur Entwicklung unserer inneren Lieblingslandschaft.

Es ist eine tantrische Übung, bei der die Idee von *bhukti-mukti* gelebt wird: Im Tantra führt der Genuss *(bhukti)* zur Befreiung *(mukti)*. Wenn wir uns bewusstmachen, dass die Quelle des Genusses in uns selbst liegt, wissen wir, dass wir vollkommen sind. Bei *citta māyā jñāna kriyā* entsteht durch den Genuss der Landschaft Freiraum und Kontakt mit uns. Wir lassen ein inneres Bild in uns lebendig werden und schaffen so Nähe zu uns selbst.

Als Alternativen zur Lieblingslandschaft können wir uns natürlich auch etwas anderes Aufbauendes, Positives detailreich vorstellen und entwickeln dazu das passende sensorische Gefühl: einen frohen Gedanken, die Erinnerung an eine gute Erfahrung, das Lieblingszimmer, einen Wohlfühlort – alles ist möglich.

Wegen der Visualisierung von Erde, Natur und Landschaft wird hier vor allem das Wurzelzentrum *(mūlādhāra cakra)* angesprochen. So passt im

Zusammenhang mit *citta māyā jñāna kriyā* auch Erdendes fürs *mūlādhāra cakra* – beispielsweise Beckenboden-Übungen oder Standhaltungen. Für die Konzentration eignen sich als Einstimmung ebenso Übungen, die einen intensiven Fokus haben wie Gleichgewichtshaltungen, Umkehrhaltungen oder auch Standhaltungen.

Einführung ins *niṣpanda*:

- Leg dich für eine Visualisierung auf den Rücken und streck langsam deine Beine aus. Die Füße fallen locker nach außen. Die Hände liegen mit den Handflächen nach oben gedreht neben dem Körper, sodass beide Schultern angenehm auf dem Boden aufliegen. Schließe sanft deine Augen.

Im *niṣpanda*:

- Ich möchte dich einladen, dir eine Landschaft in der Natur auszusuchen, in der du gerne bist und in der du wunderbar entspannen kannst. Das kann alles Mögliche sein: ein Garten, eine Waldlichtung, ein See oder ein Ort, wo du im Urlaub warst. Stell dir vor, dass du diese Landschaft von einem Raum aus anschaust wie aus einem Fenster, sodass du einen Rahmen für die Landschaft hast.
- Beginne, die Details zu visualisieren. Versuche dich jetzt zu erinnern, was du rechts in dieser Landschaft siehst: Vegetation, Gegenstände oder Tiere. Was siehst du rechts in dieser Landschaft? Welche Farben, welches Licht, welche Formen? Je mehr Informationen du bekommst, desto mehr hilft dir das bei dieser Entspannungstechnik. Versuche alles zu sehen, was rechts in dieser Landschaft ist. (Pause) Was siehst du nun links in dieser Landschaft? Ist es das Gleiche, was rechts war oder doch anders? Tiere, Pflanzen? Was siehst du links in dieser Landschaft? Je mehr Details du findest, desto mehr kannst du in diese Landschaft eintauchen. (Pause)
- Wie sieht der Himmel in dieser Landschaft aus? Siehst du den Mond, die Sonne, Wolken, Sterne? Wie sieht der Himmel in deiner Landschaft heute aus? (Pause)
- Was siehst du vor dir, bis zum Horizont deiner Landschaft, wo Erde und Himmel sich treffen? Versuche auch hier, ganz viele Informationen zu sammeln. Nimm dir die Zeit, die du brauchst. (Pause)

- Wenn du jetzt weißt, wie deine Landschaft rechts, links, oben und unten aussieht, schau dir das ganze Bild vor deinem inneren Auge an. (Pause) Dann steigst du ganz langsam in deine Landschaft hinein, am besten barfuß, sodass deine Füße den Boden berühren, das Gras, den Sand oder die Erde, sodass du die Energie dieser Landschaft spürst. Wenn es dir angenehm ist und du Vertrauen hast, dann ist es das Beste, wenn du nackt in dieser Landschaft bist. (Pause) Du gehst langsam einen Schritt nach dem anderen in diese Landschaft hinein. Wenn du anfängst zu gehen, kommen langsam deine Erinnerungen, zum Beispiel die Geräusche deiner Landschaft, zum Beispiel Wind oder Vögel oder andere Tiere. Was hörst du? Versuche dich zu erinnern. (Pause)
- Was riechst du? Jede Landschaft riecht anders. Wonach riecht deine Landschaft? Mit jeder Erinnerung kannst du ein bisschen mehr loslassen, dich wohlfühlen. (Pause)
- Wie fühlt sich deine Landschaft auf deiner Haut an? Jede Landschaft hat eine eigene Qualität der Luft, ob am Meer oder auf dem Berg oder am See. (Pause)
- Alle diese Sinneseindrücke, was du siehst, was du hörst, was du riechst, was du fühlst, bringen ganz viele Informationen, die dir diese Landschaft ganz vertraut machen, sodass du dich voll entspannen kannst.
- Die Haut ist nicht mehr die Grenze. Du hast das Gefühl, dass du dich in dieser Landschaft auflösen kannst. Stell dir vor, dass alles, was du in dieser Landschaft siehst und spürst, in dir liegt. Du bist diese Landschaft.
- Alles, was du siehst zwischen Himmel und Erde, hast du mit deinem inneren Auge kreiert. Es ist deine Schöpfung. Mit dem Gefühl für diesen Raum, der dadurch entstanden ist, gehst du in die Tiefenentspannung. Genieße die Weite, genieße diesen Freiraum.

Aus dem *niṣpanda*:

- Nimm erneut das Bild deiner Landschaft wahr. Verbinde dich mit dem Gefühl von Weite, von innerem Raum, der in dir existiert. Nimm in dem Raum einen tiefen Atemzug. Atme tief ein und aus. Verabschiede dich von deiner Landschaft. Steige wieder durch den Bilderrahmen, schau ein letztes Mal zurück und wende dich dann wieder dem Hier und Jetzt zu.

- Komm langsam, langsam zurück. Die Füße, die Finger bewegen sich langsam wieder, auch die Beine und die Arme. Atme immer tiefer. Streck dich ganz genussvoll, die Beine, die Arme. Stell deine Füße auf, dreh deinen Körper auf die linke Seite. Komm aus der Seitenlage langsam zum Sitzen.

Manas citra kriyā: Malen eines inneren Bildes

Bei *manas citra kriyā* malen wir im Geiste ein inneres Bild, die Nase nutzen wir dabei als Pinsel. Swami Gitananda vergleicht diese Entspannungstechnik mit der Entspannung, die sich beim Hören einer schönen Symphonie einstellt – nur sind wir dabei nicht passiv am Lauschen, sondern durch die Kopfbewegung und unserer Vorstellungskraft dynamisch in Aktion.

Dieses *niṣpanda* konfrontiert uns mit der Offenheit unseres Geistes: Es werden Räume geschaffen, von deren Existenz wir möglicherweise noch gar nichts wussten. Unsere Fantasie und Kreativität werden angeregt, wir erhalten ein Gefühl von Freiraum und kommen unserem inneren Kind wieder näher und damit auch unserem Innersten. Dank des entspannten Geistes können wir uns leichter konzentrieren und ungehindert schöpferisch sein. All diese erleuchtenden, lichtvollen Qualitäten werden auch in der Sanskritbedeutung dieser Übung deutlich: *Manas* ist das Denken und *citra* heißt „hell, klar"; *kriyā* ist die Bewegung.

Als geistiges *niṣpanda* spricht es vor allem das *ājña cakra* an, unser drittes Auge, das für Erkenntnis und intuitives Wissen steht. Trotz dieses mentalen Fokus wirkt die Übung auch physisch heilsam: Durch die Bewegung des Kopfes wird der Nacken mobilisiert. Gerade die feinen Nackenmuskeln, die bei Überbeanspruchung der Schultermuskulatur Kopfschmerzen auslösen, können sich entspannen, ebenso die Augen. Dies erinnert an solche Entspannungsübungen, bei denen wir mit der Nasenspitze eine liegende oder auch eine stehende Acht nachmalen.

Auch hier greift das tantrisches Konzept von *bhukti-mukti*: Die Erfahrung der Befreiung *(mukti)* ist nicht zu trennen von der Erfahrung der Freude und des Genusses *(bhukti)*. Durch den Genuss des Gemäldes entsteht Freiraum und womöglich Befreiung. Der Fokus liegt hier daher auf der *śakti*-Energie mit ihrer Dynamik und ihrem Freiraum.

Manas citra kriyā lässt sich gut kombinieren in Stunden mit Fokus auf den Kopf, wie etwa bei *śīrṣāsana* (Kopfstand) oder anderen Umkehrhaltungen, zumal sie die Konzentration fördern. Im Vorfeld kann die Yogapraxis auch flott und dynamisch gewesen sein, mit vielen *vinyāsas* (Übungsabfolgen) oder mit *sūrya namaskār* (Sonnengruß), die abschließen mit einer Gleichgewichtsstellung zur Zentrierung und für die Konzentration und somit auf *manas citra kriyā* vorbereiten.

Als Variation können wir uns, statt zu malen, auch einfach nur ein Bild vorstellen, das wir von oben nach unten so intensiv studieren, dass sich unser Kopf mitbewegt, um jedes Detail erkennen zu können. Eine weitere Variante: Mit der Nasenspitze als Pinsel malen wir unseren eigenen Namen in großen Buchstaben in die Luft – zunächst langsam, dann immer schneller.

Einführung ins *niṣpanda*:

- Leg dich auf den Rücken und streck langsam deine Beine aus. Die Füße fallen locker nach außen. Die Hände liegen mit den Handflächen nach oben gedreht neben dem Körper, sodass beide Schultern angenehm auf dem Boden aufliegen. Schließe sanft deine Augen.

Im *niṣpanda*:

- Stell dir vor, du hast eine leere Leinwand vor dir. Mit geschlossenen Augen malst du jetzt ein Bild. Deine Nase ist dabei dein Pinsel und du bewegst deinen Kopf dazu.
- Du kannst alles malen, was dir einfällt. Mit dem Pinsel, mit deiner Nase oder deiner Nasenspitze bist du ganz detailliert. Fülle die ganze Leinwand mit deiner Malerei aus, geh in jede Ecke, sodass dir die Bewegung deines Kopfes Entspannung schenkt. (Pause)
- Wenn du fertig bist, unterzeichnest du das Bild mit deiner Unterschrift. Lass das Bild jetzt auf dich wirken. Schau es dir noch einmal an: dein Werk. Du musst nichts mehr tun. Freu dich jetzt auf deine Entspannung.

Aus dem *niṣpanda*:

- Verabschiede dich von deinem Bild, deinem Werk – ein letzter Blick. Komm langsam zurück aus der Entspannung. Lass deine Atmung tiefer und tiefer werden. Die Füße, die Finger bewegen sich langsam wieder, auch die Beine und die Arme. Streck die Beine, streck die Arme genussvoll. Stell deine Füße auf und dreh dich auf die linke Seite. Komm in deinem eigenen Tempo aus der Seitenlage zum Sitzen.

Entspannung über die Mutter Erde

Für diese Entspannung auf der geistigen Ebene visualisieren wir die Geborgenheit im Schoß der Mutter Erde. Wir verbinden uns mit ihr. Die Mutter Erde ist Symbol für die bedingungslose Liebe. Wir geben uns in diesem *niṣpanda* der weiblichen Energie von *śakti* hin und üben das Loslassen. Wir fangen mit dem Körper an, indem wir unser Gewicht bewusst an den Boden abgeben, was Spannungen und Blockaden löst.

Psychisch-mental erleben wir das Gefühl der Geborgenheit, des Aufgehobenseins bei der Mutter, die uns so liebt, wie wir sind. Wir erfahren das Gefühl, umarmt zu werden, was uns erleichtert und uns ermöglicht, uns fallen zu lassen. In uns wird die bedingungslose Liebe geweckt, die universell ist, nicht beschränkt auf den eigenen Partner und die nächsten Verwandten, sondern allem gilt. Die Liebe, die wir auch bei dieser Übung erfahren, kommt aus dem Inneren, sie ist nicht von anderen Objekten oder Personen abhängig.

So unterstützt die Entspannung über die Mutter Erde das Vertrauen in uns und die Welt. Sie wirkt beruhigend auf den Geist, heilt, transformiert, energetisiert, harmonisiert.

Die Verbindung zur Erde regt das Wurzelzentrum *(mūlādhāra cakra)* an. Entsprechend kann der Schwerpunkt im Vorfeld auf Standhaltungen mit viel Bodenkontakt liegen wie auch auf der Stärkung des Beckenbodens. Zudem passen Vorbeugen, die das Loslassen unterstützen. Durch die Themen dieser Entspannungsübung – bedingungslose Liebe, Frieden und Dankbarkeit – öffnen wir uns hier ebenfalls im Herz-*cakra*.

Einführung ins *niṣpanda*:

- Leg dich auf den Rücken und streck langsam deine Beine aus. Die Füße fallen locker nach außen. Die Hände liegen mit den Handflächen nach oben gedreht neben dem Körper, sodass beide Schultern angenehm auf dem Boden aufliegen. Schließe sanft deine Augen. Erfahre, wie dein Körper hier auf dem Boden liegt. Spüre den Kontakt zum Boden, zur Erde, die dich trägt.

Im *niṣpanda*:

- In den verschiedenen Kulturen der Welt ist die Erde immer die Mutter – die Mutter, die uns ernährt, die uns trägt, die immer da ist für uns: bedingungslose Liebe. Die Mutter liebt dich immer – egal, was ist. (Pause)
- Stell dir jetzt vor, dass die Mutter Erde dich trägt, dich im Schoß hält, dich liebt. Du kannst der Erde voll vertrauen. Gib alles Gewicht ab an den Boden, der dich trägt und alles aufnimmt, was du abgeben möchtest.
- Lass vor deinem inneren Auge das Bild einer Mutter entstehen, die ihr Kind im Schoß hat. (Pause) Genieße dieses Gefühl, getragen zu werden. Es gibt nichts Friedlicheres als ein Baby, das im Arm der Mutter schläft. Erfahre diesen Frieden in der Rückenlage, diese bedingungslose Liebe.

Aus dem *niṣpanda*:

- Komm langsam zurück aus der Entspannung. Lass deine Atmung tiefer und tiefer werden. Die Füße, die Finger bewegen sich langsam wieder, auch die Beine und die Arme. Streck die Beine, streck die Arme genussvoll. Stell deine Füße auf und dreh dich auf die linke Seite. Komm in deinem eigenen Tempo aus der Seitenlage zum Sitzen.

3.4 Niṣpanda auf der energetischen Ebene

Die *niṣpandas* auf der energetischen Ebene brauchen die Begleitung einer erfahrenen Lehrperson sowie Zeit zum Üben und Wiederholen. Als Einstieg für Yogis und Yoginis der Mittelstufe bietet sich *anu-loma-viloma prakriyā* (Auf- und Entladen der Zellen) an, das weniger zeitintensiv ist und auf das dann aufgebaut werden kann. Die *yoga-nidrā*-Variante nach Satyānanda Sarasvatī können bereits Anfänger praktizieren. Die anderen Techniken richten sich an Fortgeschrittene im Unterricht bei ihrem vertrauten Yogalehrer.

Die *niṣpandas* auf der energetischen Ebene sind zum Teil wie eine Yogastunde für sich und können unabhängig davon geübt werden. Sie eignen sich sehr gut als Vorbereitung für die Meditation. Ist ein fließender Übergang zur Meditation erwünscht, können sie auch sitzend ausgeführt werden, finden in der Regel aber in der liegenden Haltung statt. Wegen ihrer intensiven Wirkung auf der energetischen Ebene empfiehlt sich, den Kopf entsprechend dem elektromagnetischen Feld der Erde Richtung Norden auszurichten (siehe Kapitel 2.5 zur Entspannungshaltung).

Alle *niṣpandas* auf dieser Ebene haben *śakti*-Qualität: als Bewegung, Energiefluss oder Ausdehnung. Die Techniken vermitteln das Gefühl von Weite und Leichtigkeit und machen uns bereit für neue Perspektiven und grundlegende Veränderungen in unserem Leben. Sie ermöglichen die Öffnung für einen tieferen Bewusstseinszustand, der dem Zustand der Versenkung in der Meditation gleicht. Wir erhalten Zugang zu *turīya*, dem reinen Bewusstsein, das uns Zugang zu unserem wahren Wesenskern schenkt (siehe Kapitel 1.3 zur energetischen Entspannung). Satyānanda Sarasvatī sagt beispielsweise über *yoga nidrā*, dem Schlaf des Yogi: „Obwohl diese Technik zunächst einmal dazu gedacht ist, Entspannung herzustellen, so liegt ihr eigentliches Ziel doch darin, dich tief in den Zustand zu tragen, in dem du mit deinem inneren Wesen in Einklang bist.“[5]

5 Vgl. Swami Satyānanda Sarasvatī, Yoga Nidra, S. 31

Auf dieser Ebene lässt sich also erfahren, dass unser Glück in unserem Innersten liegt und wir mit uns eins werden können, sofern wir uns auf diese innere Verbindung einlassen und sie geschehen lassen.

Anu-loma-viloma prakriyā: Auf- und Entladen der Zellen

Anu-loma-viloma prakriyā ist ein *niṣpanda* für die energetische Ebene, das uns unsere natürlichen Polaritäten erleben lässt und über eine Atmungs- und Visualisierungstechnik in Balance bringt. Ableiten lässt sich der Name von *anu*=Zelle; *loma*=aufladen; *viloma*= entladen; *prakriyā*=über die Bewegung hinaus.

Wir stellen uns den Fluss von goldenem Sonnenlicht und silbernem Mondlicht durch den Körper vor. Beides hat seinen Anteil: Sonne *(śiva)* und Mond *(śakti)*. Aufgrund der fließenden Bewegung liegt der Fokus auf *śakti*. Optional kann noch das innerliche Vokalisieren von OM dazukommen. Auch andere *mantras* sind möglich.

Diese Visualisierung kombinieren wir mit der Atmung. Grundlage der Übung ist die Atemtechnik des *savitṛ prāṇāyāma* (siehe Glossar). *Savitṛ* bezieht sich auf die rhythmische Qualität der Sonne. Wir atmen dabei in einem bestimmten Rhythmus ein, halten den Atem halb so lang an, atmen auf eine bestimmte Taktzahl wieder aus und halten dann wieder den Atem halb so lange an. Diese Atemtechnik sollte nicht bei Bluthochdruck oder in der Schwangerschaft praktiziert werden. Die gesamte Entspannungsübung ist dann abzuwandeln in *sukhā prāṇāyāma*, gleichmäßiges Einatmen und Ausatmen auf den gleichen Takt, jeweils zum Beispiel acht Takte, ohne dazwischen den Atem anzuhalten.

Physisch möchten wir bei der Übung die grundlegenden Polaritäten des Körpers ausgleichen, den Nord-Süd-Fluss jeder einzelnen Zelle. Polarität ist eine grundlegende Eigenschaft lebender Systeme. Viele Bestandteile unserer Zellen zeigen polare Eigenschaften.

Auf der geistig-emotionalen Ebene wird unsere innere Balance gefördert. Die Übung trainiert das Konzentrationsvermögen und bereitet die Fortgeschrittenen-*niṣpandas* auf der energetischen Ebene vor und somit auch die

Meditation. Sie schenkt tiefe, ganzheitliche Entspannung auf allen Ebenen des Menschseins – körperlich, emotional, geistig, seelisch.

Anu-loma-viloma prakriyā kann auch ohne vorherige Yogapraxis praktiziert werden. In der Yogastunde wird sie vorbereitet durch *anu-loma-viloma prāṇāyāma*, die vollständige Nasenwechselatmung mit Betonung auf links, oder auch durch *mukha bhastrikā*, die reinigende Atmung durch kraftvolles Ausstoßen der Luft. Dabei wird der Kohlenstoffdioxidgehalt reduziert, der Sauerstoffgehalt erhöht.

Einführung ins *niṣpanda*:

- *Anu-loma-viloma prakriyā* ist eine Übung, bei der wir unsere Atmung und Vorstellungskraft nutzen, um ganzheitliche Entspannung zu erfahren. Komm dafür in die Rückenlage. Dein Kopf liegt nordwärts, damit dein Körper entsprechend dem elektromagnetischen Feld der Erde ausgerichtet ist.
- Wir beginnen hier in der Rückenlage mit *savitṛ prāṇāyāma* auf 8:4:8:4. Wenn du die Atmung verinnerlicht hast, machen wir weiter: Wir stellen uns vor, auf acht Takte goldenes Sonnenlicht von oben nach unten durch den Körper einzuatmen – wie eine Lichtdusche vom Kronenpunkt bis zu den Füßen und darüber hinaus. Dann halten wir den Atem für vier Takte an und machen eine Pause. Beim Ausatmen stellen wir uns für acht Takte kühles, silbernes Mondlicht vor – von unten nach oben durch den Körper fließend. Dann folgt wieder eine Pause für vier Takte.
- Optional: Nach sechs Runden mit dieser Vorstellung vokalisieren wir zusätzlich innerlich OM: Beim Einatmen fließt das OM von oben nach unten und beim Ausatmen von unten nach oben.

Im *niṣpanda*:

- Wir fangen an mit drei Runden *savitṛ prāṇāyāma* auf 8:4:8:4. Atme dafür auf achte Takte ein, halte die Atmung auf vier Takte, erlebe hier die Fülle. Atme dann langsam auf acht Takte aus, pausiere den Atem für vier Takte, erlebe die Leere. Achte auf eine fließende Atmung ohne ruckartigen Bewegungen nach den Pausen. Die Schultern, der Nacken und die Gesichtsmuskeln bleiben entspannt.

- Für *savitṛ prāṇāyāma* komme jetzt zunächst in Kontakt mit deiner Atmung und beginne, deinen Atem zu vertiefen. Atme tief aus. Einatmen: 1, 2, 3, 4, 5, 6, 7, 8. Halte die Atmung: 1, 2, 3, 4. Ausatmen: 1, 2, 3, 4, 5, 6, 7, 8. Halte die Atmung: 1, 2, 3, 4. Dies drei Runden.
- Mit der nächsten Einatmung auf acht Takte stellst du dir goldenes Licht von oben nach unten vor. Pause für vier Takte. Atme silbernes Mondlicht von unten nach oben aus – auf acht Takte. Pause für vier Takte. Folge diesem Fluss mindestens sechs Runden lang.
- Optional: Atme ein auf acht Takte und beginne, dabei OM innerlich zu vokalisieren und es durch den ganzen Körper von oben nach unten fließen zu lassen. Pause für vier Takte. Atme aus auf acht Takte und vokalisiere dabei OM innerlich durch den ganzen Körper von unten nach oben bis zum Kopf. Pause für vier Takte. Übe auch dies wieder für mindestens sechs Runden.
- Lass die Atmung fließen und genieße die Entspannung.

Aus dem *niṣpanda*:

- Lass deine Atmung tiefer und tiefer werden. Die Füße und Hände bewegen sich langsam wieder, dann die Beine, die Arme. Atme tiefer. Streck die Beine, streck die Arme genussvoll. Stell deine Füße auf und dreh dich auf die linke Seite. Komm behutsam aus der Seitenlage zum Sitzen.

Hang saḥ kriyā: Technik zur Löschung negativer Informationen in den Zellen

Hang saḥ kriyā regt uns auf energetischer Ebene zur Auseinandersetzung mit unseren eigenen destruktiven Verhaltens- und Denkmustern an. Wir sind hier angehalten, unsere Achtsamkeit auf die Gedanken auszurichten, die unsere Einstellung zum Leben prägen und der Anfang unserer Taten sind. Die altehrwürdige Technik will *sabīja* (Samen) *karma* (siehe Glossar), das aus destruktivem Denken herrührt, umwandeln in geklärtes, positives Denken.

Grundlage dafür ist die Erkenntnis, dass unser Unterbewusstsein Ablageort, aber auch Folge unseres bewussten Denkens ist. Ziel ist es, unser bewusstes – und indirekt somit auch unser unterbewusstes – Denken aufzuräumen. Ein Anfang ist bereits gemacht, wenn wir darauf achten, welchen Input wir unserem Bewusstsein geben. Sind wir achtsam mit dem, was wir konsumieren, etwa bezüglich Literatur und Filmen, oder mit dem, was wir selbst im Austausch mit anderen produzieren in Form von Klatsch oder Gerede, kann unser Unterbewusstsein gar nicht erst Negatives abspeichern.

Erst wenn dies verinnerlicht ist, empfiehlt Gitananda, mit dieser Übung zu beginnen. In früheren Ashrams durften Schüler sie erst nach mindestens einem Jahr strenger Yogapraxis empfangen. Sie richtet sich somit nur an Fortgeschrittene und bedarf der sorgfältigen Anleitung einer erfahrenen Lehrperson.

Die Übung besteht aus drei Teilen, die auch einzeln für sich geübt werden können, was den Einstieg in diese komplexe Technik erleichtern mag. Es wird im Liegen geübt; als Erweiterung kann nach mehrmaligem Üben dieser drei Teile im Liegen der dritte Teil mit dem Fokus auf den Kopf zusätzlich im Sitzen praktiziert werden. Dann schauen wir Richtung Norden und gehen danach fließend über in die Meditation.

Das destruktive *sabīja karma* lässt sich vorrangig in drei Körperregionen nieder:

1. in der Hüft- und Beckenregion, wo es mit genetischem *karma* und unserem Fortpflanzungswunsch verbunden ist. *Sabīja karma* lässt uns unseren animalischen Trieben folgen. Es ist tamasischer Natur, was so viel heißt wie „träge“ (mehr zu den drei Qualitäten *guṇas* im Glossar). Die drei unteren *cakras* sollen hier in Balance gebracht werden: Wurzelzentrum, Wasserzentrum und Solarplexus.
2. im Herzen, wo die *rājas*-Qualität überwiegt. Die Kraft, Hitzigkeit, Leidenschaft von *rājas* hat zu tun mit Gefühlen in Gestalt von Gegensatzpaaren wie Liebe – Hass, Besitz – Verlust, Anerkennung – Eifersucht. Das Herz-*cakra* steht hier im Fokus.
3. im Kopf, wo *sabīja karma* von sattvischer Qualität ist. Gemeint ist Reinheit, die sehr subtil ist. Hier geht es um unsere *vāsanās*, unsere latenten Wünsche, die diese Reinheit trüben können. Diese Wünsche können sich beziehen auf: *jñāna* (Wissen) *vāsanā* – Stolz aufs Lernen, *loka* (Erde) *vāsanā* – Stolz auf die Herkunft, *deha* (Körper) *vāsanā* – körperlicher

Narzissmus. Hier sind die drei oberen *cakras* betroffen: Hals-*cakra*, drittes Auge und Kronenzentrum.

Was die etymologische Bedeutung betrifft, bedeutet *kriyā*, wie bereits erwähnt, „die Bewegung“ oder „die Übung“. *Hang saḥ* ist die esoterische Form von *haṃsaḥ* und bedeutet „Ich bin das“ oder „der Schwan“ als Symbol für Freiheit.

Die Unterscheidung in esoterisch und exoterisch gibt es auch beim *mantra* OM und AUM. OM setzt sich aus A, U und M zusammen und wirkt eher nach außen (exoterisch), während AUM nach innen wirkt (esoterisch).

So richtet sich auch *hang saḥ* nach innen. Mit dem *mantra* AUM und der Formel „Ich bin das“ setzen wir den Fokus auf unser Innerstes, wenden wir uns nach innen.

Mit *hang saḥ kriyā* üben wir uns darin, unser *sabīja karma* zu reinigen, was somit auch unsere Zellen selbst durch die Löschung negativer Informationen in ihnen reinigt. Die *cakras*, die sich im Lichtkörper *(prāṇamaya kośa)* befinden, werden harmonisiert. Wir finden zu einer sehr tiefen Entspannung und fühlen uns erfrischt und erholt. Unsere Gehirnwellen beruhigen sich, die Atmung wird verlängert, der Parasympathikus angeregt und wir sind vorbereitet auf die Meditation.

Auf feinstofflicher Ebene sind Euphorie und Rauschzustände möglich. Mit dem geklärten Geist empfinden wir Leichtigkeit und sind angeregt zu Achtsamkeit. Die Übung diszipliniert den Geist, positiv zu denken, stärkt unsere Offenheit und das Willkommenheißen von bisher Abgelehntem. Wir kommen uns selbst näher. Alles ist möglich: Der Glaube an Wunder und das Vertrauen in das Höhere werden gestärkt.

Hang saḥ kriyā lässt sich gut mit einer kurzen Praxis aus *āsanas* und *prāṇāyāma* kombinieren, kann aber auch unabhängig von einer vorangegangenen Praxis geübt werden. Als Vorbereitung dient *anu-loma-viloma prakriyā*. Empfehlenswert ist vorher auch jede Form von *bhastrikās* (Blasebalgatmung) oder Reinigungstechniken wie *uḍḍīyāna bandha* („Hochflugsverschluss“) oder *naulī kriyā* (Bauchkreisen). Wie bei den anderen energetischen *niṣpandas* wird hier die Atemtechnik des *savitṛ prāṇāyāmas* angewendet. Für Menschen mit Bluthochdruck oder in der Schwangerschaft empfiehlt sich als Alternative *sukhā prāṇāyāma*, das bewusste Einatmen und Ausatmen auf jeweils acht Takte.

Gitananda betont, dass weder das *mantra* noch der Ein- und Ausatem-Fluss umgedreht werden dürfen, da dies genau den gegensätzlichen Effekt haben kann. Auch sollte kein anderes *mantra* als HANG und SAH verwendet werden. Aufgrund des Energieflusses gibt es hier einen klaren *śakti*-Fokus.

Einführung ins *niṣpanda*:

- Komm in die Rückenlage, mit dem Kopf Richtung Norden, und schließe sanft deine Augen.

Im *niṣpanda*:

- Fange an mit der Entspannungstechnik *anu-loma-viloma prākriyā*: Wenn du *savitṛ prāṇāyāma* auf 8:4:8:4 Takte verinnerlicht hast, visualisiere mit der Einatmung goldenes Sonnenlicht, das von oben nach unten durch deinen Körper fließt. Pause für vier Takte. Mit der Ausatmung auf acht Takte visualisierst du silbernes Mondlicht, das von unten nach oben durch deinen ganzen Körper fließt. Pause für vier Takte. Die Atempause mit vollen Lungen (*kumbhaka*) ist über den Füßen, die Atempause mit leeren Lungen (*śunyaka*) über dem Kopf.
- Nimm nach einigen Runden die Vorstellung des Klangs AUM (alternativ: OM) für einige weitere Atemrunden dazu.
- Wir widmen uns als Erstes dem Beckenraum: Mit der Einatmung lässt du AUM von unten nach oben fließen. Mit der Ausatmung fließe mit AUM zurück bis zur linken Hüfte.
- Einatmend gehst du hier auf der linken Hüfte weiter nach links, also darüber hinaus, und vokalisierst HANG. Ausatmend nimmst du den Klang aus deiner linken Hüfte und gehst mit SAH nach rechts und noch etwas über die rechte Hüfte hinaus (siehe Foto auf der nächsten Seite). Es entsteht hier ein Energiefluss wie ein Bogen. Stell dir deinen Hüftraum dreidimensional vor.
- Atme ein und geh mit HANG durch deine Hüfte nach links. Atme aus und geh mit SAH nach rechts. Mach weiter in deinem Rhythmus. Führe die Bewegung von HANG SAH so lange durch, bis du dich in der Beckenregion völlig entspannt fühlst.

- Als Nächstes konzentrieren wir uns auf den Herzraum: Mit der Einatmung vokalisiere AUM von oben nach unten bis zum Fuß. Mit der Ausatmung lässt du das AUM vom linken Fuß über deine linke Hüfte bis zu deinem linken Schulterblatt strömen.
- Stell dir vor, einatmend fließt der Atem aus der linken Schulter hinaus mit dem Klang HANG. Ausatmend gehst du mit dem Klang SAH durch das Herz, durch den Brustkorb nach rechts bis über die rechte Schulter hinaus – auch hier wieder wie ein Bogen (siehe Foto).

- Mit der Einatmung gehst du mit HANG zurück nach links. Mit der Ausatmung fließt du mit deinem Atem durchs Herz und durch die rechte Schulter, während du dich auf den Klang SAH konzentrierst. Dein Herz-*cakra* wird so gereinigt von allen negativen Impulsen, die hier gespeichert sind. Übe in diesem Rhythmus weiter.
- Als Nächstes kommen wir zum Kopf: Folge wieder deiner rhythmischen Atmung vom Kopf zu den Füßen und zurück. Mit der Einatmung visualisierst du den Klang AUM von oben nach unten. Mit der Ausatmung geht AUM von unten nach oben bis zur Höhe deiner Augen und deiner Ohren.
- Einatmend lässt du die Energie aus dem linken Ohr hinausfließen nach links mit dem Klang HANG wie in einem Bogen. Ausatmend tönst du innerlich SAH und fließt zum rechten Ohr und weiter aufwärts. Einatmen: HANG. Ausatmen: SAH.

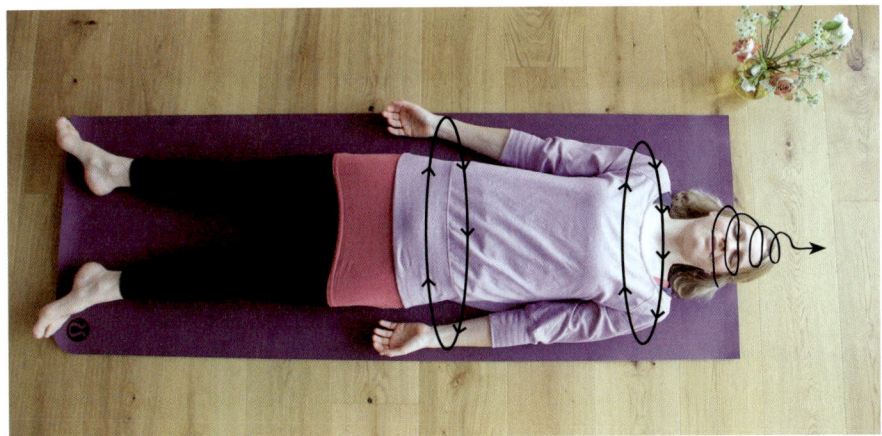

- Mach so weiter. Gut möglich, dass du die Energie hochfließen spürst – bis die Energie aus dem Kopf wandert über das höchste *cakra* über die Kopfkrone hinaus.
- Verweile in dieser tiefen Entspannung so lange wie möglich, sodass *sabīja karma* wirklich gereinigt ist. Gib dich der Entspannung hin.

Aus dem *niṣpanda*:

- Komm langsam zurück aus der Entspannung. Lass deine Atmung tiefer und tiefer werden. Die Füße und die Finger bewegen sich langsam wieder, auch die Beine, die Arme. Streck die Beine, streck die Arme genussvoll. Stell deine Füße auf und dreh dich auf die linke Seite. Komm in deinem eigenen Tempo aus der Seitenlage zum Sitzen. Bleibe direkt nach dieser Übung ganz bei dir – mit positiven, heiteren, erhebenden Gedanken.

Yoga nidrā: Schlaf des Yogi

Yoga nidrā heißt so viel wie „Schlaf des Yogi", denn *nidrā* bedeutet „Schlaf". Und in der Tat kann *yoga nidrā* bei regelmäßiger Praxis die intensive Regeneration der Zellen fördern und einige Stunden Schlaf ersetzen, sodass sich langfristig sogar die erforderliche Schlafdauer verkürzen kann.

Trotzdem ist *yoga nidrā* weit mehr als bloß schlafen. Swami Satyānanda Sarasvatī (1923–2009) war ein Schüler des bekannten Yogameisters Sivananda und begründete die Bihar School of Yoga, die sich mit der Erforschung von Yoga beschäftigt. Satyānanda entwickelte in den späten 1960er-Jahren seine eigene Entspannungstechnik des *yoga nidrā*. Diese basiert auf dem traditionellen tantrischen Entspannungsritual *nyāsa*. Satyānanda bezeichnet *yoga nidrā* als „Tiefenentspannung mit innerer Bewusstheit". Gemeint ist damit der Zustand zwischen Wachen und Schlafen, den wir beispielsweise kurz vor dem Einschlafen erleben. Dieser sogenannte hypnagogische Zustand schenkt uns vollkommene Entspannung, das heißt, wir entspannen auf allen Ebenen: körperlich, mental und emotional wie auch energetisch (siehe dazu auch Kapitel 1.3 zur Entspannung auf der energetischen Ebene). Gleichzeitig eröffnet uns dieser Zustand den Zugang zu einem höheren Bewusstsein, zu unserem höheren Selbst. Das eine hängt mit dem anderen zusammen: In der vollkommenen Entspannung bleibt die Bewusstheit erhalten. Es mag den Anschein haben, als schliefe man während der Übung, doch der Geist arbeitet auf einer tieferen Ebene weiter, auch wenn wir uns dabei keineswegs konzentrieren. Wir befinden uns im Zustand des dynamischen Schlafs.

Dass dies sich in vielerlei Hinsicht positiv auf unser Befinden auswirken kann, erklärt sich fast von selbst. Um nur einige der heilsamen Wirkungen zu nennen: *yoga nidrā* macht wach und präsent, wirkt erfrischend und regenerativ, schenkt uns tiefe Ruhe und positive Energie für den Alltag. Wir entwickeln unser Bewusstsein auf allen Ebenen und lernen, mit Stress umzugehen, was wiederum unserem Darm und Herzen guttut und den Schlaf verbessert. Unerwünschte Eigenschaften oder Angewohnheiten können dank *yoga nidrā* in Stärken umgewandelt werden. Mit seinem Fokus auf dem *ājñā cakra* soll der Yogi-Schlaf das Empfangen von intuitiven Eingebungen aus dem Unterbewussten und die Öffnung des dritten Auges möglich machen.

Bevor wir uns in *yoga nidrā* begeben, empfehlen sich einige Runden des Sonnengrußes oder eine Abfolge mit kraftvollen Stand- und Umkehrhaltungen, um Verspannungen auf der körperlichen Ebene aufzulösen. Dazu passen auch gut *prāṇāyāmas* und sämtliche Übungen mit Fokus auf den oberen *cakras*.

In jedem Fall muss dieses *niṣpanda* gut vorbereitet sein – vor allem die Umgebung: Jegliche Störung von außen, die den tiefen Entspannungszustand von *yoga nidrā* unterbrechen könnte, ist zu vermeiden (siehe Kapitel 2.4 zu den Hilfsmitteln).

Ich möchte zwei verschiedene Formen von *yoga nidrā* vorstellen, die in ihrer Wirkung ähnlich sind, sich aber in der Methode unterscheiden.

Yoga nidrā nach Swami Satyānanda Sarasvatī

Die Variante von Swami Satyānanda Sarasvatī ist die weitverbreiteteste Form des *yoga nidrā*. Dazu gibt es zahlreiche Bücher und weltweit Schulen in seiner Tradition, die Lehrende eigens für das Anleiten von *yoga nidrā* nach Swami Satyānanda Sarasvatī ausbilden. Hier ist eine bestimmte Abfolge und Haltung beim Anleiten einzuhalten. Eine sorgfältige Ausbildung der Lehrenden hat seinen Sinn: Die Lehrperson sollte den Ablauf so verinnerlicht haben, dass sie sicher und mit angemessenem Tempo die Schülerinnen und Schüler durch die Entspannung führen kann. Die Abfolge sollte so schnell sein, dass die Wahrnehmung nicht lange an einem Punkt verweilen oder sich an etwas aufhalten kann oder sich die Konzentration einschaltet, die wiederum andere Bilder hervorruft. Dafür muss die Lehrperson deutlich, klar und neutral formulieren. Nur durch eine souveräne Anleitung können wir vollständig loslassen. Wer seine Schüler gut kennt, kann die Übung abwandeln, zum Beispiel eher mit Schwerpunkt auf dem Kreisen der Wahrnehmung durch den Körper, wenn jemand körperlich verspannt ist, oder für Fortgeschrittene eher anspruchsvoll mit verschiedensten Bildgeschichten und Visualisierungen.

Auch kann die Lehrperson verhindern, dass wir einschlafen, indem er oder sie im richtigen Moment erinnert: „Bleibe achtsam!"

Diese Form des *yoga nidrā* können auch schon Anfänger praktizieren. Die Technik eignet sich auch für die Anwendung im Alltag, zum Beispiel in der Mittagspause oder vor dem Einschlafen. Allerdings kommt die Übung nur zu ihrer vollen Entfaltung, wenn wir uns von einer Stimme führen lassen. Versuchen wir sie allein aus dem Buch zu machen und uns zu erinnern, erzeugt das eher Anspannung und unterbricht den Fluss der Übung. Hilfreich sind daher Tonaufnahmen mit gesprochenem *yoga nidrā*, die es oft in Form von CDs zu den erwähnten Büchern dazu gibt oder als App auf dem Smartphone.

Zusammengefasst wird *yoga nidrā* nach Satyānanda Sarasvatī wie folgt praktiziert:

1. Entspannung mit gedanklichem Satz: „Ich mache jetzt *yoga nidrā*, ich bleibe während der ganzen Übung wach!"

2. Entschluss – *saṅkalpa*
3. Das Kreisen der Wahrnehmung durch den Körper: rechte Seite, linke Seite, Rückseite, Vorderseite, die großen Bereiche des Körpers
4. Atembeobachtung
5. Die Wahrnehmung von Gegensatzpaaren: Schwere – Leichtigkeit, Kälte – Wärme, Schmerz – Freude
6. Wahrnehmung des inneren Bewusstseinsraums hinter der Stirn
7. Wiederholung des *saṅkalpa* und Vorbereitung auf das äußere Leben

Hier folgt die ausführliche Variante frei nach Swami Satyānanda Sarasvatī.

Einführung ins *niṣpanda*:

- Finde eine Liegeposition, die gut für dich ist und in der du die nächsten 30 Minuten möglichst regungslos verweilen kannst. Sich während der Übung nicht zu bewegen war Satyānanda wichtig, kann aber meiner Erfahrung nach je nach Befinden angepasst werden. Also wechsle ruhig im Laufe der Übung die Position, falls du dich unwohl fühlst. Was ich von Gitananda aufgreife, ist, dass in dieser energetischen Entspannung der Kopf nordwärts liegt, damit der Körper entsprechend dem elektromagnetischen Feld der Erde ausgerichtet ist.
- Roll mit dem Kopf noch mal nach rechts und nach links und schau, ob dein Kopf entspannt aufliegt. Deck dich mit einer leichten Decke zu, die dich nicht einengt. Die Hände liegen mit den Handflächen nach oben gedreht neben dem Körper. Löse die Zunge vom Gaumen und lege sie unten in der Mundhöhle ab. Schließe sanft deine Augen und lass sie geschlossen. Wenn du abdriftest mit den Gedanken, kehre immer wieder zurück zu deinem Atem.

Im *niṣpanda*:

Yoga nidrā beginnt. Bring die Wahrnehmung zu den Geräuschen außerhalb dieses Raums. Geh mit der Haltung eines Beobachters von Geräusch zu Geräusch. Auch wenn ein Geräusch weit weg ist, widme dich diesem Geräusch mit der Haltung eines Beobachters (Pause).

Bring die Aufmerksamkeit dann zu den Geräuschen hier im Raum. Lass die Geräusche draußen sein. Nimm die Geräusche wahr, die nah bei dir sind.

Geh auch hier von Geräusch zu Geräusch, zu den verschiedenen Geräuschen (Pause). Nimm auch die Geräusche dazu, die ganz dicht sind, wie deinen Atem, deinen Herzschlag (Pause).

Sage dir gedanklich: „Ich mache jetzt *yoga nidrā*, ich bleibe während der ganzen Übung wach!“ Sage dir das dreimal.

Zu Beginn und zum Ende des *yoga nidrā* steht der *saṅkalpa*, der Herzenswunsch, dein Vorsatz für dich heute beim *yoga nidrā*. Der Vorsatz ist kurz, in der Ich-Form und in der Gegenwart formuliert, zum Beispiel: „Ich bin dankbar für das, was mir im Leben begegnet” oder „Ich bin im Frieden mit mir selbst“ oder „Ich bin gesund und voller Energie“. Was auch immer heute dein Entschluss ist, wiederhole diesen Vorsatz für dich dreimal vor deinem inneren Auge, voller Vertrauen und mit fester Überzeugung. Wenn du keinen Satz hast, wird er sich zu einem späteren Zeitpunkt finden.

Ich werde jetzt verschiedene Körperteile nennen, die du im Geiste wiederholst mit einem Bild vor deinem inneren Auge. Wiederhole gedanklich den Namen. Du trägst die Wahrnehmung in schneller Abfolge von einem Körperteil zum nächsten, ohne dich anzustrengen. Folge dem Rhythmus ganz entspannt. Bleibe achtsam. Wenn ich sage: „rechte Hand”, sprich im Geiste nach: „rechte Hand” und erzeuge in dir ein Bild deiner rechten Hand.

Lenke die Wahrnehmung in deine rechte Körperhälfte: rechte Hand – Daumen der rechten Hand – Zeigefinger – Mittelfinger – Ringfinger – kleiner Finger – Handinnenfläche – Handrücken – Handgelenk – Unterarm – Ellenbogen – Oberarm – Achselhöhle – Schulter – rechtes Schulterblatt – der Rücken rechts – die rechte Gesäßhälfte – der rechte Oberschenkel – Knie – Unterschenkel – Fußgelenk – Ferse – Fußsohle – großer Zeh – zweiter Zeh – dritter Zeh – vierter Zeh – kleiner Zeh – die ganze rechte Seite.

Deine linke Körperhälfte: linke Hand – Daumen der linken Hand – Zeigefinger – Mittelfinger – Ringfinger – kleiner Finger – Handinnenfläche – Handrücken – Handgelenk – Unterarm – Ellenbogen – Oberarm – Achselhöhle – Schulter – linkes Schulterblatt – der Rücken links – die linke Gesäßhälfte – der linke Oberschenkel – Knie – Unterschenkel – Fußgelenk – Ferse – Fußsohle – großer Zeh – zweiter Zeh – dritter Zeh – vierter Zeh – kleiner Zeh – die ganze linke Seite.

Die Rückseite des Körpers: Hinterkopf – Nacken – Schultern – oberer Rücken – mittlerer Rücken – Lendenbereich – Becken – Rückseite des rechten Oberschenkels – Rückseite des linken Oberschenkels – rechte Kniekehle – linke Kniekehle – rechte Wade – linke Wade – rechte Ferse – linke Ferse – rechte Fußsohle – linke Fußsohle – rechte Zehen – linke Zehen – die ganze Rückseite des Körpers.

Dann die Vorderseite: Schädeldach – Stirn – rechte Schläfe – linke Schläfe – Punkt zwischen den Augenbrauen – rechte Augenbraue – linke Augenbraue – rechtes Augenlid – linkes Augenlid – rechtes Auge – linkes Auge – rechtes Ohr – linkes Ohr – rechte Wange – linke Wange – Nase – Nasenspitze – rechtes Nasenloch – linkes Nasenloch – Oberlippe – Unterlippe – Mund – rechter Kiefer – linker Kiefer – Kinn – Hals – rechtes Schlüsselbein – linkes Schlüsselbein – Brustbein – rechte Brust – linke Brust – oberer Bauch – mittlerer Bauch – unterer Bauch – Geschlechtsbereich – die ganze Vorderseite.

Die großen Bereiche des Körpers: das ganze rechte Bein – das ganze linke Bein – beide Beine zusammen – der ganze rechte Arm – der ganze linke Arm – beide Arme zusammen – der ganze Rücken – der ganze Rumpf – der ganze Kopf – der ganze Körper – der ganze Körper – der ganze Körper.

Nimm deinen Atem wahr. Bleibe bei deinem Atem, deinem Rhythmus, so wie dein Atem heute ist. Atme ganz frei und ohne Anstrengung.

Bring die Aufmerksamkeit zum Bauch. Spüre, wie sich die Bauchdecke hebt, wenn du einatmest, und wie sie sich senkt, wenn du ausatmest. Der Nabel hebt und senkt sich mit jedem Atemzug. Atme und zähle die Atemzüge rückwärts: Zähle von 12 abwärts auf diese Weise, ein Atemzug zählt eins: 12 – der Nabel hebt sich, 12 – der Nabel senkt sich, 11– der Nabel hebt sich, 11 – der Nabel senkt sich (Pause). Egal, an welcher Stelle der Zählung du bist, lass das Zählen gehen und kehr zum Atem zurück.

Konzentriere dich auf deinen Hals. Beobachte, wie der Atem durch deine Kehle strömt. Lass deine Kehle ganz weit und entspannt, während der Atem in deine Kehle hineinströmt und nach einer Weile wieder ausströmt.

Komm mit deiner Aufmerksamkeit zu deinen Nasenlöchern. Spüre den Atem, wie er sanft und kühl in dich hineinströmt und nach einer Weile etwas wärmer wieder geht. Spüre diese sanfte Bewegung des Luftstroms an den Nasenlöchern. Der Atem ist ruhig und entspannt.

Die Wahrnehmung von Gefühlen in Gegensatzpaaren: Ich nenne jetzt verschiedene Gefühle. Bleibe achtsam und nimm wahr, was ich sage.

Schwere: Erwecke im Körper ein Gefühl von Schwere. Dein ganzer Körper ist schwer, sehr, sehr schwer. Spüre, wie dein Körper so schwer ist, dass er immer tiefer in den Boden hineinsinkt – ganz schwer und geerdet wie ein Fels.

Schwerelosigkeit: Erwecke in deinem Körper ein Gefühl von Leichtigkeit. Dein ganzer Körper ist wie Watte, so leicht wie eine Feder, so leicht, dass er über den Boden schweben kann. Ganz schwerelos.

Kälte: Erwecke ein Gefühl von Kälte. Stell dir vor, dass dein ganzer Körper eiskalt ist. Stell dir vor, dass du barfuß auf einem kalten Boden stehst. Eisige Kälte durchzieht dich von oben nach unten und von unten nach oben. Kalt, ganz kalt.

Wärme: Erwecke ein Gefühl von Wärme. Stell dir vor, dass dir sehr heiß wird. Erinnere dich an Sommerhitze. Du bist der brütend heißen Mittagssonne ausgesetzt und es gibt keinen Schatten. Dein ganzer Körper glüht vor Hitze. So heiß.

Schmerz: Erwecke in dir ein Gefühl von Schmerz. Erinnere dich an einen tiefen körperlichen oder seelischen Schmerz aus der Vergangenheit. Lass dich bewusst noch einmal von diesem Schmerz durchfluten.

Freude: Erwecke ein Gefühl von Freude. Erinnere dich an einen Moment des Glücks. Spüre, wie die Freude deinen ganzen Körper ergreift, sodass du das Glücksgefühl in jeder Zelle deines Körpers spüren kannst. Freude, tiefe überströmende Freude, ganz lebendig in dir.

Prüfe, ob du wach bist. Sage dir: „Ich bin wach“.

Innerer Raum: Zieh deine Wahrnehmung nach innen in den Raum vor den geschlossenen Augen, hinter deiner Stirn. Lass dich dort nieder in deinem unendlichen inneren Raum. Ganz dunkel ist es hier. Beobachte die Dunkelheit, aber lass dich nicht hineinziehen. Du bist Zuschauer. Was immer jetzt auftaucht – Farben, Bilder, Muster –, lass diese inneren Bilder aufsteigen, sich einen Moment zeigen und wieder vergehen. Übe das Zuschauen. Schaue dir alles an und bleibe aufmerksam. Wenn Gedanken kommen, lass sie kommen und wieder gehen und schau weiter in den dunklen Raum in dir, hinter deiner Stirn. Weit in der Ferne wirst du ein kleines Licht entdecken, winzig klein, aber es leuchtet sehr hell. Es ist das Symbol deines höheren Selbst (Pause).

Erinnere dich jetzt an deinen Vorsatz, deinen *saṅkalpa*, den gleichen Vorsatz, den du zu Beginn von *yoga nidrā* gesetzt hast. Wiederhole ihn dreimal, sodass er einen Samen in dein Unterbewusstsein setzt und er hier Wurzeln schlagen kann.

Lass den *saṅkalpa* gehen und nimm den Atem noch einmal wahr. Spüre das Kommen und Gehen deines Atems. Spüre die tiefe Entspannung in Körper und Geist. Spüre, wie der Körper schwer und gelöst auf dem Boden ruht, und verweile in der Entspannung.

Aus dem *niṣpanda*:

Bring die Aufmerksamkeit zu den Geräuschen im Raum. Lausch auf die Geräusche von draußen.

Beginne, den Raum zu visualisieren, die Fenster, die Wände, die Türen. Zeichne im Geiste eine Linie um deinen Körper und beginne so, den Körper wieder wahrzunehmen.

Bleibe noch einen Moment mit geschlossenen Augen liegen, bevor du beginnst, dich langsam zu bewegen. Kreise Fuß- und Handgelenke, dreh den Kopf nach rechts und links. Recke und strecke deinen Körper. Komm aus dem Liegen in die Bewegung. Lass dir Zeit.

Zieh die Knie zu dir heran oder stell die Füße auf. Leg dich so, dass du in die Seitenlage kommen kannst. Liege hier genüsslich auf der Seite als Übergang vom Liegen ins Sitzen.

Setz dich dann langsam auf und öffne ganz behutsam deine Augen. *Yoga nidrā* ist beendet.

Yoga nidrā nach Swami Gitananda

Swami Gitanandas Methode hat ihren Fokus auf der meditativen Ebene und richtet sich an fortgeschrittene Yogaübende, die Erfahrung mit *prāṇāyāma* und Meditation haben. So ist hier der Übergang von Entspannung zu Meditation fließend. Üblicherweise sitzen wir bei der Anleitung. Eine Lehrperson begleitet uns bei der Übung.

Wie bei den anderen energetischen *niṣpandas* nach Gitananda wird hier die Atemtechnik des *savitṛ prāṇāyāma* angewendet. Bei Bluthochdruck oder in der Schwangerschaft empfiehlt sich als Alternative *sukhā prāṇāyāma*, das bewusste Einatmen und Ausatmen auf jeweils acht Takte.

Fokus liegt bei dieser Form auf dem Energiefluss durch die Vorstellung einer Spirale, die unaufhörlich in Bewegung ist. So wird hier vor allem das Fließende von *śakti* angesprochen. Dieser Energiefluss strömt durch die *nāḍīs* und vermag alle *pañca kośas,* einschließlich der *cakras* im *prāṇamaya kośa,* in Einklang zu bringen.

Das dritte *cakra*, der Solarplexus, ist Zentrum dieser Übung wie auch Sitz von *ātman*, der ewigen, unvergänglichen Seele, dem Innersten eines jeden. Laut Gitananda eröffnet die Übung Zugang zu *turīya*, dem vierten Bewusstseinszustand, der uns zur Quelle der Selbsterkenntnis und der Inspiration führt. Alles ist möglich – die Übung stärkt den Glauben an Wunder und das Vertrauen in das Höhere.

Als Variante kann die Übung auch, wie im *niṣpanda* üblich, liegend ausgeführt werden. Vom *maṇipūra cakra* aus mit einem Konzentrationspunkt so klein wie eine Stecknadel fließt die Energie hier in den kleinsten Kreisen im Uhrzeigersinn und langsam spiralenförmig nach außen immer größer werdend vom Kopf bis zu den Fußsohlen und darüber hinaus. Über dem Kronenpunkt verweilen wir und lassen dann umgekehrt die Spirale gegen den Uhrzeigersinn und nach unten im Körper zurückfließen in den verschiedenen Größenschritten bis zur Stecknadel im Solarplexus. Hier beginnt das tiefste Entspannen von *yoga nidrā.*

Es folgt nun die *yoga-nidrā*-Variante nach Swami Gitananda:

Yoga nidrā ist eine anspruchsvolle Entspannungstechnik, die unsere ganze Konzentration in dem Moment erfordert. Wie die Übung abläuft, erläutert die Lehrperson vorab. Bei der Übung an sich ist Stille. Nur der Gong signalisiert den nächsten Teil nach jeweils fünf Minuten.

Im *niṣpanda*:

Komm in einen aufrechten Sitz deiner Wahl, in dem du 20 Minuten angenehm verweilen kannst. Dein Gesicht schaut Richtung Norden. Fange an mit *savitṛ prāṇāyāma* auf 8:4:8:4. Beginne dafür zunächst, deinen Atem zu vertiefen. Atme auf achte Takte ein, halte die Atmung auf vier Takte. Erlebe hier die Fülle, atme dann langsam auf acht Takte aus, pausiere den Atem für vier Takte. Erlebe die Leere. Übe so für neun Runden. Achte auf eine fließende Atmung ohne ruckartige Bewegungen, etwa nach den Pausen. Die Schultern, der Nacken und die Gesichtsmuskeln sind entspannt und der Rücken bleibt lang.

Um noch mehr in die Entspannung zu finden, praktiziere anschließend *anu-loma-viloma prakriyā* (siehe Seite 87ff.).

1. Teil:

Komm in Kontakt mit deinen *cakras* entlang dem Hauptenergiekanal *suṣumnā nāḍī* und bring deine Aufmerksamkeit ins *maṇipūra cakra*, ins Sonnengeflecht, dem Solarplexus zwischen Bauchnabel und Zwerchfell. Stell dir hier im Solarplexus einen kleinen Punkt vor. Der Konzentrationspunkt hier ist jetzt noch so klein wie eine Stecknadel. Stelle dir vor, die Energie fließt im Uhrzeigersinn in den kleinsten Kreisen, die du dir vorstellen kannst – eine winzig kleine Spirale, die langsam immer größer und größer wird, bis sie so breit ist wie dein Becken und bis zum Boden geht, so breit wie deine Beine im Sitzen breit sind. Die Spirale geht vom Solarplexus aus nach außen und nach unten. Bei dieser Vorstellung bleibst du fünf Minuten. Wenn du das Gefühl hast, dass du noch Zeit hast, kannst du auch wieder im Uhrzeigersinn den gleichen Weg zurückgehen und erneut nach unten. Bleibe in Bewegung!

2. Teil:

Beginne jetzt von unten, von den Füßen und Beinen aus, dir Kreise vorzustellen, die sich im Uhrzeigersinn langsam hochbewegen bis zum Kronenpunkt und etwa 20 Zentimeter darüber hinaus. Die Spirale geht aufwärts und wird zu einem riesigen Kegel, der den gesamten Körper umfasst. Auch hier kannst du wieder im Uhrzeigersinn nach unten und zurück gehen. Dieser zweite Teil dauert fünf Minuten.

3. Teil:

Von der Stecknadel im *maṇipūra cakra* kreist du jetzt nach unten und von dort gehst du spiralförmig weiter nach oben bis 20 Zentimeter über den Kronenpunkt, von dort entlang dem *suṣumnā nāḍī* zurück zur Mitte und wieder von vorne. Dies machst du auch fünf Minuten lang. Gitananda vergleicht die Form der Spirale mit einer Pyramide, deren Spitze noch *chatus* (viermal) *nāḍī* trifft, der aus dem Hauptenergiekanal *suṣumnā nāḍī* entspringt.

4. Teil:
Du bleibst weitere fünf Minuten lang oben, 20 Zentimeter über dem Kronenpunkt, und konzentrierst dich tief entspannt.

Komm dann langsam zurück und vertiefe deine Atmung. Lass es auf dich wirken.

Literatur und weitere Information zu Yoga und Entspannung

Berufsverband Deutscher Yogalehrer (Hrsg.): Der Weg des Yoga – Handbuch für Übende und Lehrende. Verlag Via Nova, Petersberg 2009.

Gitananda, Dr. Swami: Yoga: Step-By-Step. Satya Press, Pondicherry 1971.

Iyengar, B. K. S.: Licht auf Yoga – Das grundlegende Lehrbuch des Haṭha-Yoga. O.W. Barth Verlag, München 2010.

Li, Christine/Krautwald, Ulja: Der Weg der Kaiserin. S. Fischer Verlag, Frankfurt am Main 2010 (für Informationen zu Shiatsu und TCM).

Leone, Ananda: Haṭhayogapradīpikā von Svātmārāma. Yoga Akademie Berlin (direkt bei der Yoga Akademie zu beziehen).

Satyānanda, Swami Sarasvatī: Yoga Nidrā. Ananda Verlag, Köln 2011.

Trökes, Anna: Yoga Nidra – Die Yoga-Tiefenentspannung. Gräfe und Unzer Verlag, München 2014.

Weitere Informationen und Kontaktadressen

Die Schule und Wirkstätte von Dr. Swami Gitananda in Indien heißt: International Centre of Yoga Education of Research (ICYER): icyer.com

Informationen über das Leben und Wirken von Swami Gitananda auf Deutsch gibt es bei der Gitananda Yoga Gesellschaft Deutschland e.V.: gitananda.de

Über *yoga nidrā* nach Satyānanda findest du mehr beim Satyānanda Yoga Zentrum e.V.: satyananda-yoga.de

Mehr Informationen zu meinem Lehrer Ananda Leone und meiner Ausbildung an der Yoga Akademie Berlin: yogaakademie.de

Abbildungen und Fotos

Dr. Swami Gitananda Giri:
www.icyer.com/Meet%20the%20Guru.htm [11.06.2018]

Weitere Fotos im fortlaufenden Text stammen von Robert Rowohl.

Glossar

Bhagavadgīta: wörtlich „der Gesang“ *(gīta)* „des Erhabenen“ *(bhagavan)*; ist etwa 200 v. Chr. entstanden als Teil des indischen Volksepos Mahābhārata. Die Schrift ist aufgebaut wie ein spirituelles Gedicht in 18 Kapiteln und 701 Versen. Der Inhalt: Den Krieger Arjuna verlässt auf dem Schlachtfeld der Mut, als er sieht, dass er gegen seine eigenen Verwandten und seinen geehrten Lehrer kämpfen muss. In seiner Verzweiflung fragt Arjuna Kṛṣṇa, den Wagenlenker, um Rat. Der Text ist symbolisch zu verstehen: Kṛṣṇa steht dabei für das Göttliche, das jedem von uns innewohnt. Arjuna steht für das Ringen zwischen den lichtvollen und dunklen Seiten in unserem Wesen. Die Verwandten sind die alten Muster und Sichtweisen. Das Schlachtfeld ist das Spannungsfeld zwischen den lichtvollen und dunklen Seiten in uns selbst. Die Gīta beschreibt verschiedene Yogawege:

- *jñāna yoga* – Yoga der Erkenntnis zur Ausrichtung auf das Wesentliche
- *karma yoga* – Yoga des erwartungslosen Handelns
- *bhakti yoga* – Yoga der Hingabe, indem wir aus einem tieferen Antrieb heraus handeln.

Cakra: heißt übersetzt „Rad“; gemeint sind damit Energiezentren, von denen die Energie radförmig ausgeht. Wir alle haben *cakras* in uns. Unsere sieben Haupt-*cakras* befinden sich entlang unserer Wirbelsäule auf dem Hauptenergiekanal *suṣumnā nāḍī*, dem zentralen Nervenkanal im Rückenmark. *Nāḍī* heißt wörtlich „Fluss“, gemeint ist der Energiekanal. Hier fließt *prāṇa*, unsere Lebensenergie, entlang. Die sieben Haupt-*cakras* stehen jeweils für eine bestimmte Energie und für die damit verbundenen Lebensthemen des Menschen.

Das *mūlādhāra cakra* (Wurzelzentrum) ist das unterste und entspringt am Beckenboden, es steht für Erdung, Stabilität, Sicherheit. Das *svādhiṣṭhāna cakra* (Wasserzentrum) zwischen Schambein und Bauchnabel symbolisiert Bewegung und Wachstum. Das *maṇipūra cakra* zwischen Bauchnabel und

Zwerchfell ist im Bereich des Solarplexus verortet und steht für Selbstwertgefühl. Das *anāhata cakra* auf Herzhöhe steht für bedingungslose Liebe und Mitgefühl. Das *viśuddha cakra* am Kehlkopf symbolisiert alles, was mit Kommunikation zu tun hat. Das *ājñā cakra* oberhalb der Augenbrauen, das dritte Auge, steht für Weisheit, Intuition und Vertrauen. Das *sahasrāra cakra* an der Fontanelle ist sozusagen die Antenne nach oben, die Verbindung mit dem höheren Selbst.

Guṇas: Qualitäten, die unsere Handlungen prägen, erwähnt zum Beispiel in der Bhagavadgīta:
sattva: Reinheit, Klugheit, Klarheit, Beständigkeit, Entschlusskraft
rājas: Energie, Kraft, Hitzigkeit, Leidenschaft
tamas: Dunkel, Trägheit, Passivität, Hemmung, Zögern

Haṭhayogapradīpikā: im 14. Jh. von Svātmārāma geschrieben. Die 643 Verse umfassende Schrift ist Grundlagenwerk für den *haṭha yoga* wie er heute weltweit praktiziert wird. Mit Anleitungen äußerer Praktiken und innerer Haltungen erörtert die auch Haṭhapradīpikā genannte Schrift, was für den Yogi empfehlenswert und was hinderlich ist, u. a. hinsichtlich Gesundheit, Ernährung, Gesellschaft, Lebensführung. Beschrieben werden unter anderem *mudrās, āsanas*, Reinigungstechniken (*śaṭ-karmans*) und *prāṇāyāmas.*

Karma: wörtlich „die Handlung". *Karma yoga* ist der Yoga des Handelns, indem wir erwartungslos und losgelöst vom Ego aus der Essenz heraus handeln. Die *karma*-Lehre zeigt uns die Dimension unserer Selbstverantwortung auf. Wir setzen die Ursachen für das, was uns widerfährt. So ist *karman* das Gesetz von Aktion und Reaktion, von Ursache und Wirkung.

Mantra bedeutet „magischer Klang" oder auch „Werkzeug des Geistes", abgeleitet von *manas* (Denken) und *tram* (helfende, schützende Kraft). *Bīja-mantra*=Keimsilbe; ein *mantra* mit nur einer Silbe, die als mystisch eingeordnet wird. Durch Wiederholen bringen wir den Keim zum Sprießen. Beispiel für ein *bīja-mantra* ist LAM für das *mūlādhāra cakra* (Wurzelzentrum). Mehr zur Wirkung von *mantras* allgemein im Kapitel 1.2 über die geistige Entspannung.

Mudrā heißt wörtlich „was Freude macht; Geste, Siegel, Stempel". Im übertragenen Sinne sind *mudrās* auch Körper- und Handgesten. Zum Beispiel *śparsa* (Berührung) *mudrā*, bei dem man die rechte Hand auf den Bauch und die linke Hand auf den Herzraum legt.

Patañjali: indischer Gelehrter, der vor etwa 2.000 Jahren die Yogasutrās geschrieben hat, die Grundlagenschrift des Yoga (siehe Yogasutrās im Glossar).

Prāṇāyāma: *Prāṇa* bedeutet „Lebensenergie", *āyāma* „die Kontrolle". *Prāṇāyāma* ist damit die Atemregulierung: Mit *prāṇāyāma* lenken wir den Atem und damit auch unsere Lebensenergie. Ziel ist, den Atem zu rhythmisieren, um ihn halten zu können. Denn wenn der Atem unruhig ist, wird *prāṇa* zerstreut. Aufgrund dieser Wechselbeziehung zwischen Geist und Atmung will *prāṇāyāma* auf den Geist einwirken, ihn zur Ruhe bringen. Patañjalis *sūtra* II.50 liefert dafür das Rezept. Demnach hat *prāṇāyāma* drei Bewegungen: Einatmen, Ausatmen und Anhalten – mit vollen Lungen (*kumbhaka*) oder mit leeren Lungen (*śunyaka*). Damit es wirken kann, sollten alle drei Bewegungen lang *(dīrgha)* und fein *(sūkṣma)* sein. Alle drei werden umsichtig gelenkt nach Ort (*deśa*, hier: der Rumpf – die Körperbereiche für die Atmung: Zwerchfell, Brustkorb, Schlüsselbeine), Zeit (*kāla*, hier: Atemrunden und Dauer) und Rhythmus (*saṃkhyā*=Zahl, Aufzählung, Berechnung, hier: Zählung). Dies alles dient damit der Vorbereitung für die vierte Atemform *(caturtha)*, die hinter den drei Atemformen – Einatmen, Ausatmen, Atempause – liegt. Hier zeigen sich Parallelen zum vierten Bewusstseinszustand *(turīya)*, der in den Upaniṣaden erwähnt wird. Das heißt, *prāṇāyāma* kann uns Klarheit schenken, unsere Intuition wecken und auf die Meditation vorbereiten. Wir kommen in Kontakt mit unserer wahren Natur und sehen unser inneres Licht, unser höheres Selbst, das immer da ist.

Savitṛ prāṇāyāma: *Savitṛ* bezieht sich auf die rhythmische Qualität der Sonne. Wir atmen dabei im Rhythmus 2:1:2:1. Das heißt, wir atmen ein, halten den Atem halb so lang und atmen aus und halten dann wieder den Atem halb so lang. Der Takt geht von 6:3:6:3 bis hin zu 14:7:14:7 oder weiter. Üblich ist der Takt 8:4:8:4. Die Übung wirkt aktivierend für den Parasympathikus.

Durch den Wechsel wirkt sie ausgleichend. Sie sollte nicht bei Bluthochdruck oder in der Schwangerschaft praktiziert werden.

Shiatsu: eine traditionelle Form der Massage aus Japan, bei der der Massierte auf dem Boden auf einer Matte liegt und angezogen bleibt. Shiatsu heißt wörtlich „Fingerdruck". Gedrückt werden Akupunkturpunkte, sogenannte Tsubos. Massiert und gedehnt werden auch die Meridiane (Energiebahnen, die mit Organen verbunden sind), um die Selbstregulationskräfte zu unterstützen und die Energien in Balance zu bringen. Grundlage ist die Fünf-Elemente-Lehre der Traditionellen Chinesischen Medizin (TCM).

Sukhā prāṇāyāma: *Sukhā* heißt „leicht, angenehm". Wir atmen gleichmäßig auf einen bestimmten Takt ein und aus, zum Beispiel auf 6:6 oder 8:8. Die Übung ist ein guter Einstieg in die Welt der *prāṇāyāmas*. Anfänger können hier ihre Wahrnehmung für ihren Atem und auch ihre Konzentration schulen. Wir verlängern unsere Atmung und beruhigen unseren Geist.

Upaniṣaden: Schriften, die etwa 500 v. Chr. In Indien entstanden sind, ohne einheitliche philosophische Richtung. In den Upaniṣaden wurden philosophische Lehren schriftlich festgehalten, die ursprünglich mündlich von einer Vielzahl von Lehrenden an ihre Schüler weitergegeben wurden. Dass Schüler sich bei ihrer Lehrperson versammelten und ihr zuhörten, spiegelt der Begriff *upaniṣad* wider: *upa*=„nahe", *ni*=„nieder/ unten", *ṣad*= „sitzen", also: „sich nahe bei jemandem niedersetzen", auch „der Atem Gottes".

Yogasutrās: das Grundlagenwerk des Yoga, manchmal auch als eine der ältesten Psychoanalysen bezeichnet, da es auch um das Verständnis des menschlichen Geistes im Allgemeinen geht. Wörtlich übersetzt bedeutet *sūtra* „Faden". Die Yogasūtras sind also gewissermaßen ein Leitfaden für Yoga, der in hochkonzentrierter Form die Essenz des Yogaweges bündelt. Verfasser ist Patañjali. In diesem Buch werden sie mit PYS abgekürzt – Patañjalis Yogasūtras.

Weitere Titel aus dem Verlag Via Nova:

Yoga auf dem Stuhl

Ein Übungsbuch

Edeltraud Rohnfeld

5. aktualisierte Neuauflage

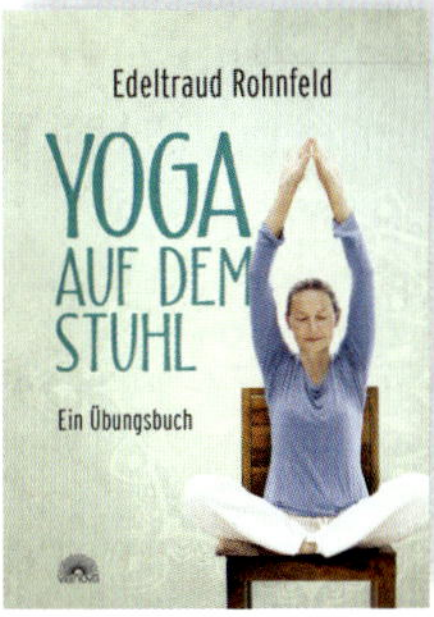

Hardcover, 184 Seiten, über 100 Zeichnungen,
ISBN 978-3-86616-455-0

Viele Menschen würden gerne die körperbewussten Entspannungstechniken des Yogas erlernen. Doch aus Zeitmangel, Alters- oder anderen Gründen scheuen sie sich, klassisches Yoga auf der Matte zu üben. Genau diese Menschen werden sich durch diese neue Form des Yogas angesprochen fühlen, denn fast jeder kann sie ausführen. Egal, ob sie sich zu unbeweglich, zu alt oder zu wenig selbstbewusst fühlen, die Übungen in diesem Buch sind so abgewandelt, dass sie selbst von behinderten Menschen im Rollstuhl ausgeführt werden können. Ob im Büro oder zuhause, ob unterwegs im Zug oder im Flugzeug, ob während der Rekonvaleszenz nach schwerer Krankheit oder Unfall, mit dieser Form des Yogas ist der Übende flexibel. Der Effekt ist groß, der Schwierigkeitsgrad niedrig und die Gefahr, sich eine Verletzung zuzuziehen, gering. Alle Übungen werden so ausführlich und anschaulich beschrieben, dass jeder Interessierte sie ohne Vorkenntnisse ausführen kann. Zum besseren Verständnis sind alle Übungen durch Illustrationen der Autorin dargestellt.

Yoga Nidra – Tiefe, Stille & Klarheit

Ralph Skuban

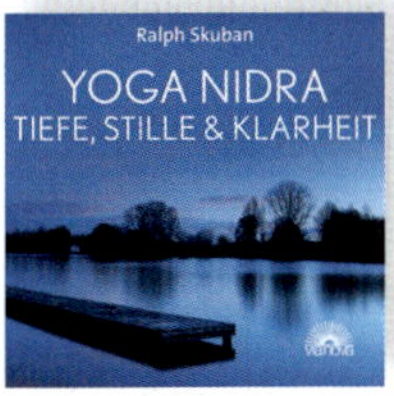

CD, Laufzeit: 60 Minuten, ISBN 978-3-86616-453-6

Erleben Sie mit dieser CD eine faszinierende innere Reise in das Land zwischen Wachsein und Schlaf. Yoga Nidra ist eine der kraftvollsten und tiefgreifendsten Meditationen des Yoga, dabei sehr einfach durchzuführen und unglaublich wohltuend und heilsam. Mit Hilfe der geführten Meditation können Sie bei hellwachem Geist den Atem sowie den physischen und feinstofflichen Körper erkunden und dabei energetische und emotionale Blockaden auflösen. Yoga Nidra ermöglicht eine einmalige Tiefe der Entspannung für Körper und Geist und zugleich eine fühlbare Aktivierung der Lebensenergie, ist unglaublich erholsam und erfrischend. Innerer Friede kehrt ein, Gelassenheit, Wachheit und Freude.

Willst Du Recht haben oder glücklich sein

So gelingt eine harmonische Partnerschaft

Chuck Spezzano

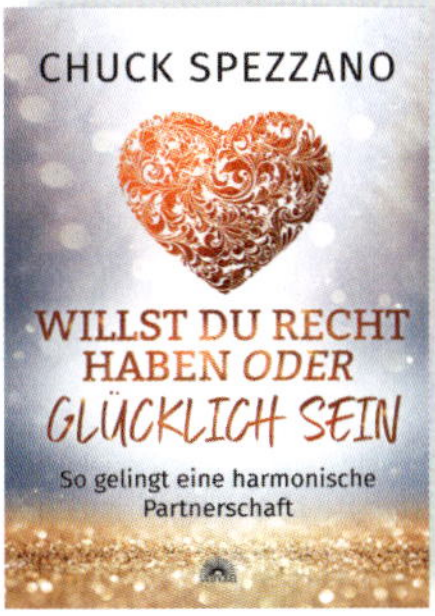

Klappenbroschur, 384 Seiten, ISBN 978-3-86616-449-9

Nirgendwo sonst können wir uns intensiver erfahren und erkennen als in unseren Partnerschaften. Das größte Geschenk, das wir uns dabei machen können, ist es, überall wo Schwierigkeiten, Schmerz oder Kampf bestehen, unsere Projektionen zu entlarven und Bewusstheit hinzubringen. Chuck Spezzano, der berühmte Weisheitslehrer, widmet sich in diesem Buch dem Thema der glücklichen Partnerschaft mit all seiner Leidenschaft, seinem tiefen Wissen und seiner über 40-jährigen therapeutischen Erfahrung. Sein großes Herzensanliegen ist es, uns zu vermitteln, wie „Beziehungen zu einem Pfad des Aufstiegs in Liebe, Integrität, Ganzheit und Freude werden können". Mit diesem neuen Meisterwerk kommen wir diesem herrlichen Ziel ein wesentliches Stück näher.

Die stärkende Kraft der Meditation – innere Ruhe und Klarheit gewinnen

Paramhansa Yogananda

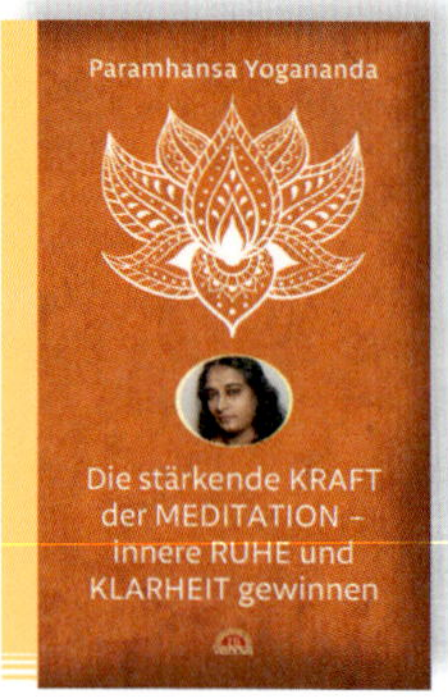

Taschenbuch, 144 Seiten, ISBN 978-3-86616-441-3

Dieses Buch des weltberühmten Yogameisters Paramhansa Yogananda (Autor von „Autobiografie eines Yogis") ist ein „Juwel der Weisheit", denn es zeigt uns klar und direkt den Pfad zu wahrer innerer Kraft und Stärke und legt dar, wie wir als Menschen unser größtmögliches Potential realisieren können Denn alles, was wir suchen, ist schon da: in uns selbst, ein „göttlicher Samen", der nur befreit werden muss von inneren Hindernissen, negativen Gedanken und belastenden Gefühlen. Die hier erstmals in deutscher Sprache veröffentlichten Texte mit vielen praktischen Übungen, Affirmationen und Meditationen weisen den Weg in eine neue Dimension des eigenen Lebens. Ein Buch für alle, deren sehnlichster Wunsch es ist, rückhaltlos ihre höchste Bestimmung zu leben und ihr ganzes inneres Licht strahlen zu lassen!

Stabilates® by Fithess

Mentales und körperliches Gleichgewicht finden, fördern und bewahren

Bettina Heß / Dr. med. G. Michael Heß

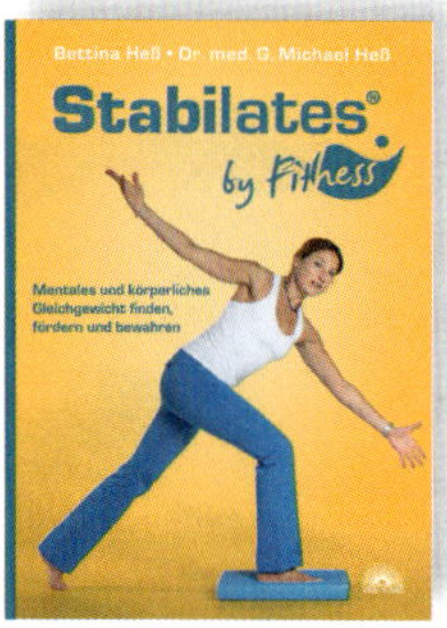

Broschur, 128 Seiten, 170 vierfarbige Fotos, ISBN 978-3-86616-443-7

Stabilates ist ein neu entwickeltes innovatives Trainingsprogramm, das die mentale und körperliche Balance stärkt, wirkungsvoll dabei hilft, die innere Mitte zu finden sowie die eigene Beweglichkeit zu verbessern, perfekt, um die alltäglichen Belastungen und Dysbalancen auszugleichen und somit im Leben mehr Gelassenheit, innere Stärke und Standfestigkeit zu etablieren. Das abwechslungsreiche Ganzkörpertraining besteht aus einer fein abgestimmten Kombination aus Übungen der Stabilisation, Mobilisation und Kräftigung, bei der auch Elemente des klassischen Pilates einbezogen sind. Stabilates ist ein wirkungsvolles Training für Körper und Seele, das von Grund auf für ein neues ausbalanciertes und stabiles Lebensgefühl sorgen kann!

Ethno Health Apotheke – Kompakt

Die 50 besten Naturmedizinrezepturen der Welt

Dr. med. Ingfried Hobert

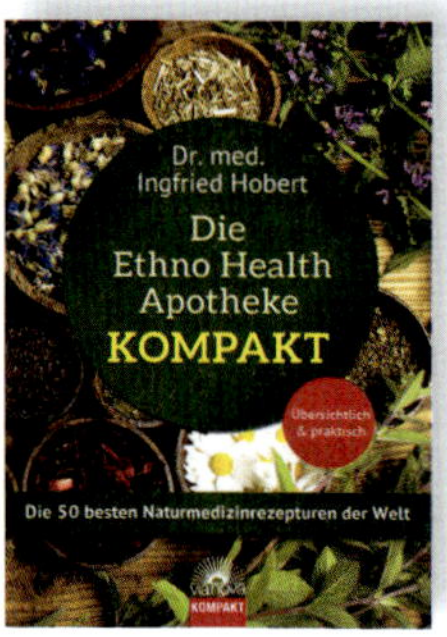

Via Nova Kompakt, 224 Seiten, 32 farbige Fotos, ISBN 978-3-86616-439-0

Erstmals wurden in diesem Nachschlagewerk die wirksamsten Rezepturen der Naturheilmedizin aus allen Kulturen und Länder dieser Erde zusammengestellt. Übersichtlich geordnet nach den am häufigsten auftretenden Krankheiten und Symptomen unserer Zeit, bekommt der Leser hier kompaktes Heilwissen von unschätzbarem Wert an die Hand – ausschließlich für den praktischen Gebrauch und die sofortige Anwendung gedacht. Alle naturheilmedizinischen Empfehlungen in diesem Buch wurden in langjähriger Arbeit von dem bekannten Ethnomediziner Dr. Ingfried Hobert gewissenhaft erforscht und wissenschaftlich geprüft. Ein kompakter Ratgeber der globalen Naturheilkunde, der in keiner Hausapotheke fehlen sollte! Mit zahlreichen Hinweisen für nachhaltige Gesundheit und natürliche Heilung.